Reinaldo Vázquez Oliva
Rosío De La Caridad Estrada Fonseca
Osvaldo Amador Aguiar

Doença cardíaca isquémica

Reinaldo Vázquez Oliva
Rosío De La Caridad Estrada Fonseca
Osvaldo Amador Aguiar

Doença cardíaca isquémica

Factores de risco associados aos idosos.

ScienciaScripts

Imprint

Cover image: www.ingimage.com

This book is a translation from the original published under ISBN 978-613-9-40562-6.

Publisher:
Sciencia Scripts
is a trademark of
Dodo Books Indian Ocean Ltd. and OmniScriptum S.R.L publishing group

120 High Road, East Finchley, London, N2 9ED, United Kingdom
Str. Armeneasca 28/1, office 1, Chisinau MD-2012, Republic of Moldova, Europe
Printed at: see last page
ISBN: 978-620-7-74400-8

EXERCÍCIO

``...O doutor ser algo avançar que alguém que atende para um que ELE doente e vai para o Hospital, mas que terá a papel especial em o medicamento preventivo, ..., em terminar, ser a << Guardião de o Saúde >>´´. (1983)

Fidel Castro Ruz

DEDICAÇÃO

eu dedico esse trabalho:

- *PARA meu crianças, Alexandra, Alessandra, Danny meu idoso tesouro, por ser minha inspiração e a força que move meus dias.*
- *PARA meu esposa Gleibis por dele amor e por ser meu apoio incondicional .*
- *PARA meu pais Gisela e Rafael por sempre me ajudar .*
- *PARA todos o que eles confiaram em que poderia chegar para o final.*

RECONHECIMENTO

Eu aprecio:

- *Meu família em especial para meus pais porque preencher minha vida de motivos para continuar lutando.*
- *À Revolução que me deu a oportunidade de meu aprimoramento profissional e realizar meus sonhos.*
- *PARA meu Tutor por dele ajuda em esse estágio então importante de minha vida.*
- *PARA o amizades que EU eles ajudaram e que sempre eles confiaram em meu.*

RESUMO

As doenças cardiovasculares estão entre as principais causas de morte no mundo. A cardiopatia isquêmica é um dos principais problemas de saúde dos idosos, sua incidência segue uma curva ascendente e apresenta elevada mortalidade, com o objetivo de determinar os fatores de risco associados à cardiopatia isquêmica em idosos, do consultório 8 da área de saúde de Manacas Durante o ano de 2019 foi realizado um estudo de caso E controle. O grupo caso foi composto por 34 idosos com diagnóstico de cardiopatia isquêmica e foi pareado 1:1 segundo sexo com os controles. A análise estatística foi realizada pelo método percentual e razão de chances. Descobriu-se que 61,7% dos casos pertenciam ao sexo masculino e 79,5% tinham mais de 70 anos, sendo constatada angina em 47%; Foi identificada uma probabilidade 5 vezes maior de desenvolver doença cardíaca em pacientes com história de doença cardíaca isquêmica em parentes de primeiro grau, 2 vezes mais em fumantes, 12 vezes mais em diabéticos, 23 vezes mais em hipertensos, 15 vezes mais em pacientes com dislipidemia e aproximadamente 6 vezes mais em obesos. Doença cardíaca isquêmica em Adultos idosos de escritório 8 do A área de Manacas predomina em pacientes do sexo masculino e aumenta diretamente proporcional à idade. A angina é a mais comum. Todos os fatores estudados comportaram-se como fatores predisponentes para o Destacam-se o desenvolvimento de doenças cardíacas, hipertensão arterial, dislipidemia e diabetes mellitus, nesta ordem.

.

ÍNDICE

INTRODUÇÃO

Fundo da descrição de A doença coronariana remonta a O povo que ocupou a Mesopotâmia onde o coração era considerado o centro dos movimentos da alma, dentro de uma medicina teocrática, profundamente religiosa e praticada por sacerdotes, durante o esplendor da civilização egípcia está descrito no papiro de Ebers, onde foi encontrado o infarto do miocárdio no túmulo de TEBAS

``... Sim examinar ainda homem porque esse doente do coração e tem dores no braços, em ele peito e em a suporte lateral de dele coração... a morte o ameaça ...´´
Na Grécia, as obras atribuídas a Hipócrates contêm muitas descrições clínicas sobre o assunto onde ele descreve as características e a irradiação da dor cardíaca. (1)

Quando dizemos infarto do miocárdio, atualmente nos referimos à morte de células cardíacas por isquemia devido a um desequilíbrio na demanda de perfusão. (2)

A doença cardíaca isquêmica em idosos é mais provável do que em pessoas mais jovens. O envelhecimento pode causar alterações no coração e nos vasos sanguíneos que podem aumentar o risco de uma pessoa desenvolver doenças cardiovasculares. Sua alteração mais comum é o aumento da rigidez das principais artérias, chamada arteriosclerose (3) . As doenças cardiovasculares são a principal causa de morte neste sector; em idosos, a apresentação clínica costuma ser atípica, sendo mais comum o infarto agudo do miocárdio sem supradesnivelamento do segmento ST. (4)

O infarto do miocárdio, por sua vez, é a apresentação mais frequente da cardiopatia isquêmica. A Organização Mundial da Saúde estimou que, em 2012, 12,6% das mortes em todo o mundo foram devidas a doenças cardíacas isquêmicas que é a principal causa morte em países desenvolvidos e a terceira causa de morte nos países em desenvolvimento, depois da SIDA e das infecções respiratórias inferiores. (5)

Em países desenvolvidos como os ESTADOS UNIDOS, as mortes por doenças cardíacas superam as mortes por cancro. O A doença arterial coronariana causa uma em cada cinco mortes nos Estados Unidos e onde mais de um milhão de pessoas sofrem um ataque coronariano a cada ano, das quais 40% morrerão em consequência do ataque cardíaco. Portanto, um americano morrerá a cada minuto devido a um evento coronário patológico. (6

Na Índia, as doenças cardiovasculares são a principal causa de morte. Neste país, um terço das mortes durante 2007 foram devido a doenças cardiovasculares, um número que deverá aumentar de um milhão em 2020 e 1,6 milhões em 2025, para dois milhões em 2030 (7)

Na Europa, as doenças cardiovasculares são a principal causa de morte entre homens e mulheres, ser responsável quase o metade de mortes (42%). São também a principal causa de incapacidade e diminuição da qualidade de vida. Embora existam divergências importantes entre os países europeus nos valores de prevalência das doenças cardiovasculares e no impacto e evolução dos diferentes factores de risco, o problema é comum em todos o países. (8) Em Espanha, como em ele descansar de a Nos países da zona mediterrânica, a mortalidade por doenças cardiovasculares é metade da observada nos países do norte da Europa e EUA e um terço do observado nos países do Leste Europeu, ainda assim, sendo as doenças cardiovasculares a principal causa de morte e adoecimento (9)

Em 2002, causaram 125.797 mortes, o que representa 34% de todas as mortes (30% em homens e 39% em mulheres). No entanto, por sexo, apenas nas mulheres as doenças cardiovasculares são a primeira causa de morte (nos homens é a segunda, depois dos tumores), e por grupos específicos de idade, as doenças cardiovasculares são a primeira causa de morte somente a partir dos 70 anos, ocupando a segunda posição, atrás dos tumores, em pessoas de meia-idade. (10)

No México, as doenças cardíacas têm sido a principal causa de morte há 20 anos e, entre elas, as doenças cardíacas isquémicas são responsáveis por 41,9% do total anual de mortes devido a doenças cardíacas. coração. (onze)

No Chile é a principal causa de morte e a idade é um dos principais fatores associados à mortalidade, o que faz com que a mortalidade em pacientes idosos seja ainda maior. (12)

Estima-se que em 2017, 18,1 milhões de pessoas morreram por esta causa, dos quais 80% viviam em países de baixo e médio rendimento. (13)Em 2017, ocorreram 1,5 milhões de mortes por doenças cardiovasculares nas Américas, em América Latim e Ele Caribe o doença do coração t representa 31% do total de óbitos, predominando a faixa etária de 65 anos ou mais. (14)No Equador, as doenças cardiovasculares ocupam o primeiro lugar entre as causas de mortalidade e entre elas o infarto do miocárdio. Sua incidência é próxima a 40 mil pessoas por ano, o que significa que a cada 12 minutos um equatoriano sofre um ataque cardíaco (15).

A doença cardíaca isquêmica e particularmente o infarto do miocárdio são a causa número um de mortalidade cardiovascular na população adulta da Venezuela. Na Venezuela, a doença isquêmica do coração é responsável por 31.338 mortes anualmente, ou seja, 18% de toda a mortalidade e 58% da mortalidade por doenças cardiovasculares (16).

Em Cuba, apesar da introdução da estreptoquinase e do sistema integrado de emergência médica, na década de 1990 o enfarte do miocárdio continua a ter um impacto notável na saúde da população; desde 1940, as doenças cardiovasculares lideram as estatísticas de mortalidade., representa a primeira causa de morte em ambos os sexos, com média de 11,5 anos de vida potencialmente perdido como consequência da doença (17). Em Cuba, em 2016, as doenças cardíacas ocuparam a primeira causa de morte Com um total Dos 24.462 óbitos, 66,05% foram por doenças isquêmicas e destes 44,42 foram por infarto do miocárdio. As províncias com maior incidência foram Havana, Santiago de Cuba Matanzas, Holguín e Villa Clara, ocupando em 2016 a mortalidade por doenças do coração ele segundo lugar em o grupos de quinze- 49 anos e 50-64 anos, além do primeiro colocado após 65 anos (18). As cardiopatias isquêmicas causaram um total de 16.435 mortes nesse período, numa taxa de 146,43 por 100 mil habitantes, sendo que destas, 7.022 foram causadas por infarto do miocárdio (19). A taxa de mortalidade por doenças cardiovasculares aumentou de 148,2 por 100.000 habitantes em 1970 para 241,6 em 2017 (20) .

Segundo dados publicados no Anuário da Saúde 2020 em Cuba, em 2018 havia 25 766 mortes por doença cardiovascular enquanto que em 2019 o número subiu para 26.736 (21)Em Villa Clara, em 2016, a taxa bruta de mortalidade por doença isquêmica do coração excedeu a taxa nacional. No mesmo período, em Villa Clara, 2.716 pessoas morreram por doenças cardiovasculares. O município de Santa Clara ocupa um dos primeiros lugares em mortes por doenças isquêmicas do coração, relacionadas a múltiplos fatores de risco e à idade, que É uma das mais importantes, pois é a província com maior envelhecimento populacional do país (22). Em Santo Domingo, em 2019, o A segunda causa de morte foram as doenças cardíacas com taxa de 218,4% por 10.000 habitantes, predominando a faixa etária de 75 anos ou mais, constituindo uma das principais causas de morte na cidade de Manaca (23).

Apesar dos avanços no tratamento do infarto agudo do miocárdio, impacto das medidas preventivas é compensado pela alarmante aumentar de o obesidade, o hipertensão arterial, o diabetes melito O envelhecimento da população e o aparecimento de outras comorbidades, como a insuficiência renal. (24)

O controle dos fatores de risco é elemento essencial para a prevenção primária e secundária das doenças cardiovasculares. Estes interagem entre si, de tal forma que a soma de vários deles tem um efeito multiplicativo no risco global. A melhor ferramenta para estabelecer A prioridade na prevenção cardiovascular primária é a estimativa precisa do risco cardiovascular. (25)

O conhecimento dos fatores de risco, bem como da sua magnitude, representa um grande avanço para uma melhor compreensão desta patologia cardíaca e desta forma propor estratégias de impacto para reduzir a sua incidência e as suas consequências, e irreversíveis como a mortalidade. (26)

Problema científico :

Por tudo isso, motivamo-nos a realizar esta pesquisa para responder à questão: Quais os fatores de risco associados à cardiopatia isquêmica em idosos no CMF nº 8 da policlínica de Manacas, no período 2019-2020 ?

METAS

EM GERAL:

Determinar o fatores de risco associado para o doença cardíaca isquêmico em o idoso no período 2019-2020 no CMF nº 8 da policlínica de Manacas

ESPECÍFICOS:

1. Descrever ele conjunto de casos de acordo com variáveis clínico epidemiológico de interesse
2. Comparar ambos grupos de acordo com fatores de risco de doença cardíaca isquêmica

QUADRO TEÓRICO

O aumento da prevalência e das hospitalizações por insuficiência cardíaca nos países desenvolvidos nas últimas décadas faz da doença isquêmica do coração uma das epidemias cardiovasculares do século XXI. Cuba é um país em desenvolvimento, no entanto, muitos dos seus indicadores de saúde estão próximos dos desenvolvidos. Sua população é bastante envelhecida, em 1999 22,8% do total tinham 50 anos ou mais e 13% tinham 60 anos ou mais, o que aumenta a ocorrência de doenças cardiovasculares. O perfil de saúde cubano é caracterizado pela predominância de doenças crónicas não transmissíveis entre as principais causas de mortalidade. Durante mais de 40 anos, as doenças cardíacas lideraram as estatísticas de saúde como a principal causa de morte, incluindo as doenças cardíacas. isquêmico que é a de o primeiro Causas de morte em Cuba é responsável por uma em cada quatro mortes no país e representa quase 80% de todas as mortes por doenças cardíacas em ambos os sexos. (27)

Historicamente, a isquemia tem sido definida como anemia tecidual (ausência de glóbulos vermelhos) devido à obstrução do fluxo arterial. A isquemia miocárdica é caracterizada por um desequilíbrio entre a demanda e a oferta de oxigênio ao miocárdio (28)

Quando o mecanismo da isquemia é um déficit no fornecimento de oxigênio, é denominado isquemia de fornecimento. Ocorre quando há redução do fluxo sanguíneo arterial por obstrução de uma artéria coronária (formação de trombo, estenose) ou por aumento do tônus vascular coronariano (vasospasmo). Esse situação ELE associado com frequência para síndromes coronário afiado. A isquemia miocárdica também pode ser causada por hipóxia, quando o fornecimento de oxigênio é reduzido apesar do fluxo sanguíneo e da perfusão tecidual adequados. Isto ocorre em casos de asfixia, envenenamento por monóxido de carbono, doença cardíaca congênita cianótico qualquer anemia grave, entre outros. (29)

Por outro lado, na presença de obstrução coronária crónica grave com fluxo sanguíneo coronário relativamente fixo, um aumento na procura de oxigénio, geralmente devido ao exercício ou emoção, pode produzir um aumento insuficiente no fluxo sanguíneo coronário e produzir isquemia por procura. (29)

Causas de o isquemia do miocárdio
A doença arterial coronariana é devida, na grande maioria dos casos, a uma obstrução das artérias coronárias por placas de ateroma. (30)

Doença coronário diferente de aterosclerose
Arterite - Luética - Granulomatoso - Poliarterite nós - Kawasaki - Lúpus eritematoso - Artrite reumatóide Trauma coronário, radioterapia

Doença metabólico com emagrecimento coronário - Mucopolissacaridose -

Homocisteinúria - Doença de Fabry - Amiloidose - Esclerose íntima juvenil

Estreitamento luminoso por outros mecanismos - Dissecação coronário - Dissecação da aorta - Espasmo coronário

Embolia coronária - Endocardite infecciosa - Prolapso mitral - Embolia de prótese valvar - Mixona - Embolia paradoxal - Associado para cirurgia coronário Anomalia coronariana congênita Desequilíbrio entre oferta e demanda de oxigênio - Estenose aórtica - Insuficiência aórtica - Envenenamento por monóxido de carbono - Takotsubo - Tireotoxicose - Hipotensão prolongada

Doença hematológica - Policitemia Vera - Trombocitose - Coagulação intravascular disseminada Miscelânea - Abuso de cocaína - Contusão miocárdico - latrogênico (32)

Um episódio de isquemia grave pode produzir disfunção miocárdica prolongada com retorno gradual da atividade contrátil, condição denominada miocárdio atordoado. O miocárdio atordoado é representado por disfunção regional persistente quando a dor torácica, o desvio do segmento ST e a perfusão regional se recuperam. Em pacientes com infarto do miocárdio, o miocárdio atordoado fica adjacente ao miocárdio infartado. A melhora da disfunção ventricular ocorre gradualmente ao longo de dias a semanas. O miocárdio atordoado também é característico da angina instável (33)

A função ventricular esquerda prejudicada em repouso devido a uma redução crônica no fluxo sanguíneo que pode ser restaurada pela revascularização é atribuída a um miocárdio hibernante. Mesmo alguns segmentos acinéticos podem, por vezes, recuperar a contração sistólica após a revascularização. É É possível identificar o miocárdio hibernado disfuncional com métodos não invasivos como ecocardiografia, cintilografia de perfusão e ressonância magnética.

Isto tem importância prática relevante porque a revascularização pode melhorar o função ventricular esquerda, aliviar o sintomas de insuficiência cardíaca, a longo prazo, evitar necrose miocárdica. A necrose miocárdica é definida como morte celular miocárdica secundária à isquemia sustentada. O subendocárdio é a região mais sensível porque suas necessidades energéticas, metabolismo e taxa de extração de oxigênio são maiores. O miocárdio gravemente isquêmico sofre necrose que começa no subendocárdio 15 a 20 minutos após a oclusão da artéria coronária. A necrose avança em direção ao epicárdio como uma onda, afetando gradativamente as camadas externas do epicárdio com menor grau de isquemia. A progressão da onda é retardada pela presença de fluxo sanguíneo residual quando a obstrução coronária é incompleta ou quando existem colaterais maduras no momento da obstrução. Na obstrução coronariana aguda, os limites laterais subendocárdicos do infarto subendocárdico são estabelecidos na primeira hora, enquanto o infarto do miocárdio aumenta no sentido transmural por 4 a 6 horas. Esta observação da progressão da necrose dependente do tempo é a justificativa para intervenções oportunas para salvar o miocárdio. (3.4)

A Associação Espanhola de Cardiologia propõe que as cardiopatias isquêmicas, de acordo com as formas de apresentação, possam ser classificadas em

Síndrome coronariana crônica
•Agina crônica estável
• Agina microvascular
•Isquemia silencioso

Síndrome coronário afiado
•Com subida persistente do ST ataque cardíaco afiado de miocárdio transmural
• Sem subida persistente do ST ataque cardíaco subendocárdico sem vibração P angina
instável, angina de Insuficiência cardíaca Prinzmetal (35)
De acordo com o quadro clínico e A cardiopatia isquêmica eletrocardiográfica é classificada em dois grandes grupos: cardiopatia isquêmica dolorosa e cardiopatia isquêmica não dolorosa

DOENÇA CARDÍACA ISQUÊMICO DOLOROSO

•Ágina de início recente
•Ágina de esforço estábulo e de deterioração progressivo
• Agina de repouso: espontâneo, noite, variante, pós-prandial
• Agina misturado
• Agina microangiopática
• Agina posição ataque cardíaco

DOENÇA CARDÍACA ISQUÊMICO NÃO DOLOROSO

•Morte repentino
• Ataque cardíaco miocárdio silencioso
•Insuficiência cardíaco secundário para cardiomiopatia isquêmico

•Transtorno do frequência cardíaca
•Transtorno de o dirigindo elétrico do coração
•Transtorno inespecífico de o repolarização ventricular (36) O angina de acordo com a associação espanhola de cardiologia está classificada

AGINA ESTÁVEL AGINA INSTÁVEL
• Agina de esforço de recente começo
•Ágina progressivo
•Ágina de repouso
• Agina prolongada
•Ágina posição ataque cardíaco
• Agina variante (37)

O classificação anatomopatológico do ataque cardíaco do miocárdio de acordo com O declaração universal de infarto do miocárdio 2007 é classificada

POR DELE ESTADO EVOLUCIONÁRIO

• Afiado
•Cicatrizado
•Cura (37)

O classificação funcional de o doença cardíaca de acordo com Novo Coração de York Associação é classificado

•Aula eu É possível levar a cabo o atividade físico habitual sem que sintomas aparecem

•Aula tudo Ele paciente ELE encontrar assintomático em repouso, mas o atividade físico
habitual produz sintomas
•Aula eu vou existir acentuado limitações em o atividade físico e o Os sintomas aparecem com atividades menos intensas do que o habitual

•Aula 4 Ele paciente presentes sintomatologia em repouso (38)
NA pesquisa trabalhamos com as formas de apresentação da cardiopatia isquêmica aguda e crônica, angina de peito, insuficiência cardíaca e infarto

A cardiopatia isquêmica pode se apresentar como uma doença crônica/estável (quando há placas de ateroma estáveis, que geralmente se manifestam como angina de estresse estável, insuficiência cardíaca) ou como uma Síndrome Coronariana Aguda (SCA) (quando uma placa de ateroma se torna instável). , fica complicado). (39)

Angina de peito, Síndrome caracterizada por dor retroesternal paroxística característica que é desencadeada por exercícios, emoções e outros fatores, repouso e uso de nitroglicerina (40)

Etiologia

Fatores determinantes, estreitamento das artérias coronárias em mais de um 90%

Fatores predisponentes, hipertensão arterial, hábito de tabagismo, obesidade, hiperlipidemia, diabetes mellitus, dieta rica em gorduras saturadas, estresse e sedentarismo (40)

Fatores gatilhos Esforço físico, emoções, frio, relação sexual (40) Quadro Clínico Caracteriza-se pela dor, como sintoma fundamental que se caracteriza por ser acompanhado de fenômenos psíquicos, como É o medo e é o sentimento de morte eminente. Essa localização é retroesternal ou precordial, opressiva e compressiva que surge após um esforço que se irradia para o braço esquerdo e é aliviada com repouso ou com administração de nitroglicerina (40).

Insuficiência Cardíaco

Quadro funcional que revela a incapacidade do coração de expelir todo o sangue que chega durante a diástole, impossibilitando a manutenção do débito cardíaco adequado em relação ao retorno venoso e às necessidades do organismo (41)

Classificação

Insuficiência ventricular direita Insuficiência ventricular esquerda

Insuficiência cardíaco global. Epidemiologia
Cerca de 1% da população com mais de 40 anos tem insuficiência cardíaca. A prevalência desta doença duplica a cada década de idade e ronda os 10% nas pessoas com mais de 70 anos. A incidência cardíaca é um distúrbio progressivo e letal, mesmo com tratamento adequado.

Etologia

Hipertensão Arterial
Valvulopatia mitral
Valvulopatia doenças aórticas de o artérias coronário (42)

As artérias coronárias são as artérias que irrigam o músculo cardíaco, o miocárdio. Originam-se dos seios aórticos de Valsalva. válvula esquerda e direita. Existem duas: a artéria coronária direita e a artéria coronária esquerda. (43)

A artéria coronária direita emerge entre Apêndice atrial direito e origem do apêndice pulmonar, entra no sulco atrioventricular direito e percorre-o até atingir o sulco interventricular posterior, no qual é introduzido e passa a ser denominado artéria interventricular posterior. É então dividido em dois ramos principais; a artéria descendente posterior e a artéria marginal direita (também chamada posterolateral). A artéria coronária direita irriga principalmente o ventrículo direito e a região inferior do ventrículo esquerdo A artéria coronária esquerda se divide, quase imediatamente após sua origem, em arterial caindo antigo e artéria circunflexo. O artéria caindo o primeiro supre as faces anterior e lateral do ventrículo esquerdo, além do septo interventricular, através de seu ramos septais. O A artéria circunflexa supre a face posterior do ventrículo esquerdo. (44)

A dominância é definida pela artéria de origem do ramo descendente posterior, que em 85% é a artéria coronária direita (dominância direita). Iniciar O restante é a artéria circunflexa (dominância esquerda), ou há co-dominância. (44)

Quadro clínico

Insuficiência ventricular taquicardia esquerda
Dispneia

A batida do ápice deslocada move-se para baixo e para a esquerda, indicando um aumento no tamanho do ventrículo esquerdo

Pulso alternando, sinal de fracassado do ventrículo esquerda
Respiração de Cheyne Stoke, respiração caracterizada por períodos de hiperpnéia e apnéia como resultado de isquemia cerebral

Insuficiência ventricular certo
A hepatomegalia dolorosa é o primeiro sintoma objetivo de insuficiência.

Oligúria, pode diminuir até 400 ml para o dia

Edema periférico, presente em estágios edema quente mais avançado e doloroso e ingurgitamento difícil de tratar venoso jugular, aumenta em o posição deitado e com compressão do fígado. (Quatro cinco)

O Síndrome coronário afiado ELE dividir em:
- SCA com elevação do segmento ST (STEACS): Ocorre quando placa ateromatosa complicada produz obstrução completa da artéria coronária. Manifesta-se no eletrocardiograma (ECG) com elevação do segmento ST e seu tratamento consiste na reperfusão/abertura aguda do vaso (seja por meio de medicamentos (fibrinólise) ou mecanicamente (angioplastia primária).

Esse tratamento tem que ser realizado em ele menor tempo possível para evitar o necrose miocárdica. Menos comumente, a elevação do segmento ST pode ser causada por espasmo coronariano. Neste caso, a elevação do segmento ST é transitória e geralmente se resolve espontaneamente ou com nitratos. (46)

-SCA sem supradesnivelamento do segmento ST (SASSEST): Ocorre quando a placa ateromatosa complicada diminui o fluxo através do vaso afetado, mas não obstrui completamente. Diferentes alterações geralmente são observadas no ECG da elevação do segmento ST (normalmente observa-se uma diminuição desse segmento, mas também pode aparecer um T negativo, isofásico, etc.). Pode ser gerenciado de duas maneiras, com uma estratégia agressiva precoce (que envolve a realização de cateterismo cardíaco nas primeiras 72 horas, não imediatamente). como em ele caso do ACS qualquer a estratégia conservador (tratamento médico, sem realização, pelo menos inicialmente, de cateterismo cardíaco). (46)

Definição universal do ataque cardíaco afiado de miocárdio (YO SOY) O IAM pode ser reconhecido por características clínicas, incluindo achados de ECG, elevação de biomarcadores de necrose miocárdica e exames de imagem, ou pode ser definido por critérios patológicos. (47)

Em ele passado o QUEM definiram ele Ei, soja como sintomas isquêmico, eletrocardiograma compatível e elevação das enzimas de necrose miocárdica. Entretanto, o desenvolvimento de marcadores muito sensíveis e específicos de dano miocárdico e técnicas de Imagens mais sensíveis agora permitem a detecção de quantidades muito pequenas de necrose miocárdica. Isto requer uma nova definição. Atualizada. A "terceira definição universal de infarto do miocárdio" é apresentada a seguir. Dessa forma, o termo IAM deve ser utilizado quando há evidência de necrose miocárdica em contexto clínico de isquemia miocárdica aguda. Levando em conta essas condições, qualquer um dos seguintes critérios implicaria no diagnóstico de IAM: (48)

- Aumento e queda de enzimas de dano miocárdico (preferencialmente troponina cardíaca) com pelo menos um valor acima do percentil 99 do limite superior de referência com pelo menos um dos seguintes:

1. Sintomas de isquemia.
2. Novo qualquer presumivelmente novo elevação significativo do segmento

3. ST/ mudanças em o vibração T/novo BRI.
4. Desenvolvimento de ondas P patológico em ele ECG.
5.Evidência de perda de miocárdio viável ou nova alteração de motilidade segmentar evidenciada por técnica de imagem.

6. Identificação de trombo intracoronário na angiografia ou autópsia - Óbito de origem cardíaca com sintomas sugestivos de isquemia miocárdica e alterações isquêmicas no ECG ou BRE, quando o óbito ocorreu antes biomarcadores cardíacos foram obtidos ou antes de terem aumentado.

Por outro papel, ELE reconhecer o seguindo definições. (49)
O IAM periprocedimento coronário percutâneo é arbitrariamente definido como uma elevação da troponina cardíaca (>5 vezes o percentil 99 do normal) em pacientes com valores basais normais ou elevação superior a 20% se os valores basais estiverem alterados. Além disso, a) sintomas sugestivos de isquemia qualquer b) mudanças eletrocardiográfico novo sugestivo de isquemia qualquer
c) mudanças angiográfico compatível com a complicação periprocedimento qualquer d) demonstração imagiológica de perda de miocárdio viável ou nova alteração de motilidade segmentar. (49)

Ele Ei, soja associado para trombose do stent ELE definir quando ELE detectar por angiografia coronária ou autópsia no contexto de isquemia miocárdica e com aumento e subsequente queda nos marcadores de necrose miocárdica com pelo menos um valor acima do percentil 99. (49)

O IAM associado à cirurgia de revascularização do miocárdio é arbitrariamente definido como uma elevação nos biomarcadores de necrose miocárdica (> 10 vezes o percentil 99 da normalidade) em pacientes com valores basais normais. Além do mais de a) novas ondas Q patológicas, b) evidência angiográfica de nova oclusão de uma ponte ou vaso nativo, ou c) evidência de imagem de perda de miocárdio viável ou alteração recente da contratilidade segmentar. - (49)

Qualquer de o seguindo critério é diagnóstico de Ei, soja: (49)
- Ondas P patológico com qualquer sem sintomas em ausência de causas Não isquêmico
- Evidência de imagem de perda de miocárdio viável que está adelgaçado e não se contrai adequadamente, na ausência de causas não isquêmicas

- Diagnóstico anatomopatológico de a Ei, soja anterior.

A incidência de doença cardíaca isquêmica, como a maioria das doenças, aumenta com a idade. Assim, o envelhecimento da população é um fator determinante no aumento da importância das doenças cardiovasculares, tornando-se um dos mais importantes fatores de risco para o sofrimento de doenças crónicas não transmissíveis. (cinquenta)

No limiar do século XXI, a sociedade cubana enfrenta uma situação demográfica semelhante à dos países desenvolvidos, apresentando um aumento da esperança de vida que ultrapassa os 75 anos, ao mesmo tempo que tem uma população de 60 anos e avançar de1629184 população, isto que Representa o 14 %de dele população total, até o fechamento de 2015, por isso propõe-se que até 2020 esse número chegue a 25% e se torne o país mais antigo da América Latina (27)

Entre as doenças cardiovasculares, a doença arterial coronariana tem grande peso no grupo de idosos. Com o uso de diversas técnicas de diagnóstico para detectar doença arterial coronariana subclínica, até 22% das mulheres e 33% dos homens entre 65 e 70 anos de idade foram afetados. Esta percentagem aumenta consideravelmente, até 43% e 45% respetivamente, em pessoas com mais de 85 anos. Da mesma forma, estudos antigos que coletaram dados de autópsias mostram uma prevalência de doença coronariana significativa superior a 50% em indivíduos com mais de 70 anos de idade (superando 70% em pacientes do sexo masculino). Na verdade, embora a população com mais de 75 anos não alcança para o 10% no países mais desenvolvidos, Representa quase 40% dos pacientes hospitalizados por síndrome coronariana aguda. Além disso, a extensão e gravidade da doença arterial coronária nos idosos é maior em comparação com outras faixas etárias: a prevalência da doença arterial coronária triarterial, bem como da doença do tronco coronário esquerdo, aumenta com a idade. (51)

Em relação ao tipo de SCA, a síndrome coronariana aguda sem supradesnivelamento do segmento ST (SCASSAST) é a manifestação clínica mais comum da SCA em idosos. No registro GRACE (Global Registry of Acute Coronary Events), do qual participaram 14 países, os pacientes foram divididos em 5 faixas etárias com base na idade, e observou-se que a proporção de pacientes com SCASEST aumentou linearmente com a idade. idade, portanto para os menores de 65 anos a proporção era de 30% e para os maiores de 85 anos era de 41%. Pelo contrário, a síndrome coronariana com elevação aguda do segmento ST (STEACS) foi mais comum em pacientes mais jovens (52)

Este fato poderia ser devido ao maior prevalência de infartos prévios, doença multiarterial, hipertensão e hipertrofia ventricular que poderiam produzir isquemia subendocárdica global e má perfusão miocárdica. (52)

As doenças cardiovasculares são de origem multifatorial e estão relacionadas ao estilo de vida, principalmente ao consumo de tabaco, aos hábitos alimentares pouco saudáveis, ao sedentarismo e ao estresse psicossocial.

Segundo a OMS, mudanças adequadas no estilo de vida poderiam prevenir mais de três quartos da mortalidade por doenças cardiovasculares (53)

Entre os fatores de risco cardiovascular não modificáveis, mas que devem ser levados em consideração, estão idade, sexo, raça e histórico familiar de doenças cardiovasculares. prematuro (considerado como fator arriscado ele antecedente de o mesmo acontece com um familiar de primeiro grau nos homens antes dos 55 anos e nas mulheres antes dos 65 anos). (54)

A distribuição dos fatores de risco cardiovascular também é diferente dependendo da idade. A história de angina, doença cerebrovascular, infarto do miocárdio, insuficiência cardíaca, hipertensão arterial e fibrilação atrial é mais comum em pacientes com Mais velho. O único fator de risco cardiovascular clássico que geralmente é mais prevalente em faixas etárias mais jovens é o tabagismo. Assim, o tabagismo é o único fator de risco inversamente associado à idade. (55)

Isto pode ser explicado porque o tabagismo pode não ser um FRCV importante nos idosos ou porque os fumantes podem ter menor sobrevivência após uma SCA e, portanto, raramente atingem a idade adulta. (56)

A apresentação clínica da SCA também é diferente dependendo da idade (mais ainda em mulheres maior); o idoso presente com frequência sintomas atípico, portanto é necessário um alto nível de suspeição para evitar atrasos no tratamento. (57)

Embora a dor torácica continue a ser a manifestação mais comum do IAM, a dispneia é uma apresentação relativamente comum em idosos, talvez devido à maior presença de disfunção sistólica ou diastólica (57)

Além disso, tem sido descrita alta prevalência de isquemia silenciosa em idosos, isso se deve ao fato da sensibilidade à dor ser reduzida nos idosos, à maior presença de circulação colateral, ao aumento do número de receptores de endorfina e às alterações do nervoso autônomo Isso faz com que a doença cardíaca isquêmica seja frequentemente diagnosticada pelas manifestações de suas complicações mais do que as da própria doença isquêmica do coração. (57)

Além disso, a presença de alterações basais é mais comum em idosos. no ECG e no ECG atípico, o que dificulta a interpretação e detecção de isquemia em testes de esforço ou o diagnóstico precoce de SCA. (58)

A demora na procura de assistência médica é uma característica comum dos ataques cardíacos de o idosos. Talvez esse ELE explicar por o alto presença de apresentações atípicas, ou pela presença de comprometimento cognitivo que possa mascarar o diagnóstico de SCA. (58)

Durante anos, o conhecimento sobre doenças isquêmicas do coração centrou-se nos homens, devido à baixa participação das mulheres nos trabalhos de pesquisa. Em números absolutos, a população feminina com doença isquémica do coração é maior (dada a maior longevidade média feminina), e a percentagem de mulheres é ainda maior na faixa etária mais elevada. (59)

As principais diferenças residem na apresentação em idade mais avançada e na presença de mais comorbidades, como diabetes mellitus, hipertensão arterial e insuficiência cardíaca. Atualmente já se sabe que a apresentação clínica do infarto agudo do miocárdio é diferente nas mulheres. Observou-se que a apresentação atípica é mais frequente, com menor tendência a apresentar dor no peito e mais dor nas costas, cabeça e mandíbula, desconforto abdominal, fadiga e dispneia. (60)

Os sinais eletrocardiográficos típicos também são menos frequentes em mulheres, tendem a apresentar desvios menos acentuados do segmento ST. (61)

O efeito do sexo nas decisões dos profissionais médicos também tem sido objeto de estudo. Mulheres com dor torácica são encaminhadas para cateterismo com menor frequência que os homens, principalmente quando o diagnóstico é incerto. Diferenças na apresentação clínica, na consciência sobre a probabilidade de ter um ataque cardíaco e na percepção do pessoal médico podem determinar a processo de Cuidado diferente em o mulheres, e especialmente nas mulheres idosas. Começaria com um atraso maior no diagnóstico, seguido por menor intensidade de tratamento e maior mortalidade. Na maioria dos estudos sobre letalidade após infarto do miocárdio, as diferenças entre os sexos desaparecem ou são atenuadas quando se ajusta o atraso no início. diagnóstico e realização do tratamento de revascularização (62)

A incidência de complicações cardíacas e não cardíacas aumenta progressivamente com a idade. Assim, o risco de fibrilação atrial, insuficiência cardíaca, isquemia recorrente ou reinfarto é maior. A complicação mais frequente em o pessoas de idade avançada com SCA é o insuficiência cardíaca, que pode aparecer em até 50% dos pacientes. É bem sabido que a mortalidade é maior em pacientes que desenvolvem insuficiência cardíaca após um ataque cardíaco do que naqueles que não o fazem. (63)

Uma incidência tão elevada de insuficiência cardíaca não é causada por um aumento tamanho do infarto, mas é devido à resposta diferente do ventrículo esquerdo senil à isquemia. O ventrículo esquerdo caracteriza-se por apresentar ele envelhecimento a disfunção diastólica progressivo. O isquemia A disfunção miocárdica produz uma desaceleração no relaxamento ventricular e um aumento na pressão diastólica final do ventrículo esquerdo. Portanto as alterações fisiológicas do envelhecimento agravam as consequências patológicas do infarto e traduzem-se em alta incidência de edema pulmonar, que nem sempre é consequência da disfunção sistólica produzida pelo infarto. (64)

A primeira causa de A morte por infarto é o choque cardiogênico, cuja incidência em o população velha é aproximadamente do vinte%. Além do mais, com o idade Não. Apenas aumenta a incidência do choque, mas também a sua letalidade. choque cardiogênico pode ocorrer por disfunção de qualquer um do ventrículos ou ambos. O choque cardiogênico por disfunção ventricular esquerda é muito mais comum em infartos anteriores e em infartos muito extensos. O choque cardiogênico por disfunção ventricular direita é quase exclusivo dos infartos da face inferior e geralmente devido à oclusão da artéria coronária direita em nível proximal. Essa complicação aumenta exponencialmente com a idade, afetando até 40% dos octogenários com menor IAM e comprometimento do ventrículo direito. (65)

Por outro lado, os distúrbios do ritmo são muito comuns na fase aguda de um infarto em idosos. A fibrilação atrial é particularmente comum. O bloqueio atrioventricular também é mais comum e seu aparecimento na fase aguda está associado a pior prognóstico em curto prazo. A incidência de fibrilação ventricular primária, diferentemente de outros distúrbios do ritmo, e complicações mecânicas são a segunda causa mais comum de morte. no STEACS. São basicamente três: ruptura de parede livre, comunicação interventricular (CIV) e ruptura de músculo papilar. Sua incidência aumenta progressivamente com a idade. A mais frequente entre as complicações mecânicas de ataque cardíaco é o rasgar de parede livre, avançar associado para infartos anteriores e laterais. As rupturas dos músculos papilares são mais comuns em infartos inferiores. Todos eles são quase exclusivos dos infartos com supradesnivelamento do segmento ST. Entre os idosos observamos maior incidência de complicações mecânicas em mulheres, não fumantes, pacientes dislipidêmicos e naqueles sem história de angina anterior ao infarto. (66)

Em pacientes negros a incidência de doença cardíaca isquêmica é muito maior. Isso porque estão mais predispostos a sofrer de hipertensão, o que favorece a esclerose arterial. Estima-se que, em média, os homens tenham uma pressão sistólica em repouso 6 mmHg mais elevada do que os seus homólogos brancos, e que as mulheres tenham até 17 mmHg, que é o grupo populacional de maior risco. Os indivíduos negros têm maior sobrevivência após um ataque cardíaco do que os indivíduos brancos. Estudos epidemiológicos demonstraram que tanto os negros como os asiáticos têm tendência a sofrer da doença. síndrome de resistência à insulina, na qual a insulina deixa de cumprir sua função e favorece o aparecimento de obesidade abdominal e dislipidemia, fator que também explicaria (25)

Em pacientes adultos com IAM, estima-se que o componente genético contribua entre 20-40%. Vários estudos mostram que o risco em irmãos de pacientes com manifestações de doença cardíaca isquêmica é 25 vezes maior do que em indivíduos controle. Existem várias alterações genéticas que aparecem em várias famílias que poderiam explicar a predisposição para sofrer IAM, entre estas encontramos a associação entre o polimorfismo 4G/5G no gene inibidor do ativador do plasminogênio. (67)

A fator de risco, é um elemento ou uma característica mensurável que tem uma relação causal com o desenvolvimento de uma doença, daí a sua importância na sua identificação e dele avaliação. O EU IA e avaliação de o fatores de risco cardiovascular, permite estratificar pacientes em grupos de risco e implementar medidas de intervenção farmacológica e não farmacológica que contribuam para a redução ou controlo dos riscos. (68) Fatores de risco modificável Existem evidências claras dos efeitos adversos do tabaco na saúde, sendo o tabagismo responsável por aproximadamente 50% das mortes evitáveis. Metade destas mortes são devidas a doenças cardiovasculares (69). O risco de ataque cardíaco é muito maior entre fumantes do que entre não fumantes, e a taxa de morte súbita aumenta mais de 10 vezes em homens e mais de 5 vezes em mulheres que fumam. (70). O efeito do tabaco está relacionado com a quantidade de tabaco consumida e com a duração do hábito de fumar. (70)

O tabagismo é considerado o principal fator de risco em pacientes com infarto. Nos países desenvolvidos, atinge o patamar de ser a principal causa de morbidade e mortalidade precoce, sendo responsável por mais da metade da mortalidade evitável, especialmente a mortalidade cardiovascular. Até 2025, estima-se que 10 mil milhões de mortes relacionadas com o consumo de tabaco ocorrerão anualmente porque acelera a aterogénese, aumenta a oxidação do colesterol LDL e diminui o colesterol HDL, e evita a vasodilatação dependente das artérias coronárias. do endotélio, aumenta a agregação plaquetária e aumenta a prevalência de espasmo coronariano.(71)

O diabetes mellitus é um importante fator de risco para doença coronariana e ictus. Vários estudos prospectivos demonstraram que o diabetes tipo 2 tem o dobro do risco de doença coronariana e acidente vascular cerebral, aumentando em 2 a 4 vezes a mortalidade por estas doenças (Fox, 2007). Tanto é verdade que se considerou que o risco de doença cardiovascular em indivíduos com diabetes tipo 2 é semelhante ao de pacientes com infarto do miocárdio prévio. ELE ha observado que níveis elevado de hemoglobina glicosilado, Mesmo na faixa de valores atualmente considerados normais, aumentam o risco cardiovascular. (72)

A fisiopatologia da doença vascular no Diabetes Mellitus envolve anormalidades da função endotelial, das células musculares lisas e da função da pele. A hiperglicemia, o excesso de ácidos graxos livres e a resistência à insulina favorecem um tráfego complexo de sinais moleculares que alteram a função e até mesmo a estrutura da parede vascular, através de 3 mecanismos principais: estresse oxidativo, ativação da proteína quinase C (PKC) e estimulação de receptores para produtos de glicação avançada (RAGE). Esse complexo processo converge para a vasoconstrição devido à menor disponibilidade de óxido nítrico (NO), liberação de agentes vasoativos como endotelina (ET) e angiotensina II (AII), mediadores inflamatórios devido à ativação do fator nuclear kappa beta (NF-K B) e um ambiente pró-trombótico devido ao aumento da liberação de fator tecidual (TF) e PAI. Vasoconstrição, inflamação e trombose são os ingredientes básicos para o desenvolvimento da doença aterotrombótica, que pode levar ao infarto agudo do miocárdio. (72)

No que diz respeito à dislipidemia, a associação entre níveis de colesterol e doenças cardiovasculares também é influenciada pela presença de outros fatores de risco cardiovasculares associados à dislipidemia. A presença de diabetes ou níveis elevados de triglicéridos, ou níveis baixos de colesterol HDL agrava os efeitos do colesterol total, mesmo que os seus níveis sejam apenas ligeiramente elevados. Este motivo é fundamental para a estimativa global do risco cardiovascular. A presença de níveis de triglicerídeos > 1,7 mmol/l (150 mg/dl) é um dos critérios utilizados na definição de síndrome metabólica. (73) Uma metanálise realizada por John Hokanson confirma os triglicerídeos como fator de risco independente para doença coronariana. Para cada aumento de 1 mmol/L neles o risco de doença coronariana aumentou 37% nas mulheres e 14% nos homens. Vários fatores explicam o efeito da hipertrigliceridemia como fator de risco para doença coronariana, dentre eles podemos citar que a hipertrigliceridemia possibilita o aparecimento de LDL mais denso e pequeno e, portanto, mais aterogênico, há também um diminuir do HDL, que é o que realiza o transporte reverso, o que explica, em parte, o risco coronariano desse distúrbio (73).

Em relação à hipertensão arterial (HAS), há algumas décadas observou-se que seu tratamento resultou na redução daquelas complicações clínicas diretamente relacionadas à elevação moderada ou grave da pressão arterial em proporção à diminuição da pressão arterial. a pressão arterial obtida com tratamento. Em o durar anos ELE ha observado como O tratamento da hipertensão leve também resulta na redução da morbimortalidade coronariana. (74)

A hipertensão representa maior resistência para o coração, que responde aumentando a sua massa muscular (hipertrofia ventricular esquerda) para lidar com esta sobrecarga. Esse aumento de massa muscular acaba sendo prejudicial porque não é acompanhado de um aumento equivalente do fluxo sanguíneo e pode causar insuficiência coronariana e angina de peito. Além disso, o músculo cardíaco fica mais irritável e ocorrem mais arritmias. (75)

Em pacientes que já tiveram algum problema cardiovascular, a hipertensão pode intensificar os danos. A hipertensão arterial leva à arteriosclerose (acúmulo de colesterol nas artérias) e a fenômenos de trombose (pode causar infarto do miocárdio ou infarto cerebral). Na pior das hipóteses Na maioria dos casos, a hipertensão pode amolecer as paredes da aorta e causar sua dilatação (aneurisma) ou ruptura, o que inevitavelmente leva à morte. (76)

A hipertensão arterial está associada a uma maior taxa de ataques cardíacos assintomáticos e a uma maior taxa de mortalidade e complicações durante a fase aguda do ataque cardíaco. A sobrevida em cinco anos é quase 30% maior em indivíduos normotensos. Em pacientes com mais de 60 anos de idade, a redução da pressão arterial sistólica abaixo de 160 reduz a mortalidade geral, bem como a mortalidade cardiovascular (77).

Diversas alterações fisiológicas ocorrem nos idosos, como a diminuição do metabolismo. basal, redistribuição do composição corporalmente, alterações em funcionamento do sistema digestivo, modificação na percepção sensorial, na capacidade de mastigação, diminuição da sensibilidade à sede, perda de massa corporal, aumento da frequência e gravidade de doenças doenças crônicas não transmissíveis e efeitos colaterais de medicamentos que afetam direta e indiretamente o estado nutricional.(78)

Porém, de todas as modificações, as medidas andrométricas são as mais afetadas, destacando-se a massa corporal e a altura, por isso é considerada normal para a pessoa. idoso um índice de massa corporal de 22 a 27 kg metros quadrados, devem ser considerados indivíduos com altura inferior a 1,50m com ponto de corte superior a 25 kg metros quadrados. (90) Atualmente, há grandes evidências de que a obesidade em idosos aumenta o risco cardiometabólico.

A obesidade determina diversos riscos no âmbito biológico, psicológico e social. Os riscos biológicos manifestam-se a curto, médio e longo prazo através de diversas doenças. , o risco de morte súbita são três vezes idoso. O obesidade reduz Expectativa de vida entre 5 e 8 anos. (79) Nas doenças cardiovasculares, tem sido motivo de controvérsia se a obesidade por si só é um fator de risco independente para doença coronariana aterosclerótica ou se exerce sua influência como elemento condicionante de outros fatores, especialmente hipertensão arterial, diabetes e dislipidemia. Ele O estudo Framinglam mostrou que para cada 10% de aumento de peso, a pressão arterial aumenta 65 mmHg e o colesterol plasmático 12 mg. Vega demonstrou em 1947, 1956, que em o obesidade de predomínio toracoabdominal houve frequência de idosos de intolerância para o glicose, dislipidemia, e hipertensão, com um risco cardiovascular aumentado (79)

PROJETO METODOLÓGICO

Foi realizado um estudo analítico caso-controle, onde trabalhamos com o total de 34 pacientes, idosos, com diagnóstico de cardiopatia isquêmica, do Consultório Médico de Família 8, pertencente à Policlínica Escolar de Manacas, município de Santo Domingo, província de Villa Clara, durante o período de setembro de 2019 a dezembro de 2021, e foi emparelhado com um grupo de controle. O acasalamento foi realizado na proporção de 1:1, homogeneizando por sexo.

Critério de Inclusão, casos:

▶ Residem na área atendida pelo Consultório Médico de Família 8 pertencente à Policlínica de Ensino de Manacas
▶ Pacientes com diagnóstico de doença cardíaca corroborada com o especialista em medicina interna com dispensação e acompanhamento da sua doença
▶ Que eles aceitaram participar em ele estudar. (Exibir 1) Critérios de exclusão, casos:
▶ Recusa em participar no estudo.

Critério de Inclusão, controles:

▶ Pacientes que, após avaliação médica, não apresentem diagnóstico de envolvimento cardiovascular e que decidam através do seu consentimento fazer parte do estudo

Critério de exclusão, controles:

▶ Pacientes escolhidos para pertencer ao grupo controle que não concordaram em participar do estudo.

Método de coleta de dados: foi realizada entrevista onde foram explorados idade, sexo, hábito de fumar, histórico familiar de cardiopatia isquêmica em ambos os grupos (Anexo 2), foram estudados prontuários individuais, utilizando guia de revisão documental. , (Anexo 3)

Acusação de o Informação:

Todas as informações foram armazenadas em um banco de dados composto pelo pacote estatístico SPSS vs. 15 para Windows, onde ocorreu todo o processamento . Foram utilizadas distribuições de frequências absolutas e relativas expressas em número. e por centenas, ELE Cálculo o Razão de Vantagem (OU), de acordo com o valores OR=1 não é um fator de risco, OR>1 é fator de risco, OR<1 é fator de proteção. Por fim, os resultados foram expressos em tabelas estatísticas para melhor interpretação.

Operacionalização de Variáveis:

IDADE: ELE expressar em anos elogios em ele momento do diagnóstico para ele aglomera de o casos deles categorias eram:

- **65 para 70 anos.**

- **Idoso 70 anos.**

SEXO consistia em ele sexo biológico com que ELE nasce e ELE classificado em:

- **macho.**

- **fêmea.**

COR DE O PELE aqui ELE considerar duas categorias

- **Branco**

- **Não é branco**

CARA DE DOENÇA CARDÍACA : De acordo com o forma de apresentação do mesmo, ELE eles levaram

três categorias:

- **Angina**

- **infarto do miocárdio**

- **Insuficiência cardíaco**

FATORES DE RISCO DE DOENÇA CARDÍACA : ELE eles consideraram para ele estudar

fatores estabelecido por o literatura e ELE pegou o Informação de cada um de acordo com sua presença ou não

- **Hábito de fumar** : a pessoa relata ter fumado sempre ou em algum momento da vida ou pelo menos 5 anos antes do diagnóstico da cardiopatia.

- **APLICATIVO diabetes:** aqui ELE eles consideraram o pacientes com diagnóstico de Diabetes mellitus antes da doença isquêmica do coração.
- **APLICATIVO de hipertensão arterial** : aqui ELE eles consideraram o pacientes com diagnóstico de hipertensão arterial anterior à cardiopatia isquêmica
- **Dislipidemia** aqui ELE eles consideraram o pacientes com diagnóstico de dislipidemia antes da doença cardíaca isquêmica
- **Obesidade** aqui ELE eles consideraram o pacientes com diagnóstico de obesidade antes da doença cardíaca isquêmica

Ética de a investigação

A voluntariedade dos envolvidos no estudo foi levada em consideração em todos os momentos. Antes de iniciar a coleta de dados, foi aplicado um termo de consentimento livre e esclarecido que explica que os resultados do estudo serão apenas para fins de pesquisa, e serão respeitados todos os direitos que o assistem como paciente, bem como os diferentes procedimentos e técnicas que serão realizado. durante a investigação. Apêndice 1.

RESULTADOS

- De o 3. 4 Adultos maior Do escritório 8 diagnosticado com cardiopatia isquêmica no período 2019-2020, tabela 1, 21 para 61,7% pertenciam ao sexo masculino e 79,5% tinham entre idades acima de 70 anos. 50% dos casos em estudo coincidiram em ser homem com mais de 70 anos

- Na distribuição dos idosos com cardiopatia isquêmica do consultório 8, área de saúde de Manacas segundo cor da pele, tabela 2, de um total de 34 pacientes com cardiopatia isquêmica, 25 são brancos. que representado a 73,52%, 9 Não branco isto que representado a 26,47%,

do total.

- A distribuição dos casos segundo o tipo de cardiopatia mostrou que 47,05% apresentavam angina, seguido de 32,35% com insuficiência cardíaca e em 7 pacientes, o que representou 20,58%, foi encontrada síndrome coronariana. Afiado. Tabela 3

- A Tabela 4 mostra a distribuição dos casos e controles quanto à presença de história patológica familiar de primeiro grau de cardiopatia isquêmica nos idosos do CMF8 pertencente ao

à área de saúde da policlínica de Manacas onde se observou que em 29 casos, o que representou 85,29%, foi encontrado histórico patológico familiar. de 1º linha e apenas em ele 52,94% de o controles ELE confirmou a presença deste fator de risco. A análise estatística mostrou que o antecedente patológico familiar de doença cardíaca isquêmico em familiar de primeira linha nesta população constitui fator de risco para o desenvolvimento da entidade em estudo e a probabilidade de desenvolvimento de cardiopatia isquêmica em pacientes com fundo histórico patológico familiar de doença cardíaca na primeira linha é 5 vezes mais do que aqueles que não têm esse histórico patológico familiar

- Ao distribuir os pacientes de acordo com o hábito de fumar tabela 5 foi observada que 28 casos que representado 82,35% são fumantes, e apenas em ele

A presença de tabagismo foi confirmada em 67,64% dos controles. A análise estatística mostrou que o tabagismo nesta população constitui um fator de risco para o desenvolvimento da entidade em estudo e a probabilidade de desenvolvimento de cardiopatia isquêmica em pacientes fumantes é 2,23 vezes mais probabilidade do que aqueles que não são fumantes.

- A Tabela 6 mostra a distribuição dos grupos quanto à presença de história patológica pessoal de diabetes mellitus. no idoso do CMF8 pertencente à área de saúde da policlínica de Manacas onde ELE percebido que em 18 casos que representado a 52,94%. ELE

encontraram história patológica pessoal de diabetes mellitus e apenas 8,82% dos controles encontraram a presença desse fator de risco. A análise estatística mostrou que a história patológica o diabetes mellitus nesta população constitui fator de risco para o desenvolvimento da entidade em estudo e a probabilidade de desenvolvimento de doença cardíaca isquêmico em pacientes com fundo indivíduos patológicos de diabetes mellitus têm 12 vezes mais probabilidade do que aqueles que não têm esse histórico.

- Quando nós analisamos ele comportamento de o hipertensão arterial em ambos os grupos, tabela 7, observou-se que em 33 casos, o que representou 97,05%, foi encontrado histórico patológico pessoal de hipertensão arterial, e apenas em 58,82% de controles ELE confirmado o presença de esse fator de risco. A análise estatística mostrou que a história patológica A hipertensão pessoal nesta população constitui um fator de risco para o desenvolvimento da entidade em estudo e a probabilidade de desenvolver cardiopatia isquêmica em pacientes com história patológica pessoal de hipertensão arterial é 23 vezes maior do que aqueles que não têm história patológica pessoal de hipertensão. . arterial
- Na distribuição dos pacientes de acordo com presença de dislipidemia em ambos os grupos de estudo, tabela 8, observou-se que em 28 casos que representaram 82,35% tinham história patológica pessoal de dislipidemia e apenas em 23,52% de controles ELE confirmado o presença de este fator de risco para o desenvolvimento da entidade em estudo e a probabilidade de desenvolver doença isquêmica do coração em pacientes com história patológica pessoal de dislipidemia é 15 vezes mais provável do que aqueles que não têm história patológica pessoal de dislipidemia

- Na comparação dos dois grupos segundo histórico patológico pessoal de obesidade, a Tabela 9 mostrou que em 32 casos, o que representou 94,11%, foi encontrado histórico patológico pessoal de obesidade e apenas em 70,58% dos controles foi encontrada a presença desse fator de risco . desenvolver a entidade em estudo e a probabilidade de desenvolver a doença cardíaca isquêmico em pacientes com história patológica pessoal de obesidade é 6 vezes mais provável do que aqueles que não têm história patológica pessoal de obesidade.

DISCUSSÃO DOS RESULTADOS

O aumento da esperança de vida ocorrido nas últimas décadas, relacionado com a melhoria da qualidade de vida e fundamentalmente com os avanços da medicina, tem como consequência um aumento da envelhecimento da população. Os indivíduos estão atingindo idades impensáveis em épocas anteriores e o número de octogenários aumentou (80)Como o ser humano não é capaz de sobreviver a muitas doenças crônicas, quando sofre de uma condição que inexoravelmente leva à A morte, a qualidade de vida e o risco de sofrê-las tornam-se a principal preocupação de médicos e pesquisadores da área da saúde. Prevenir dignamente o aparecimento, o diagnóstico atempado e reduzir ao máximo as complicações destas doenças é o objetivo nas doenças incurável. O conhecimento dos fatores, modificáveis ou não, que influenciam a aparência, é um aspecto crítico para atingir este objetivo. (80)

O doença cardíaca isquêmico em ele adulto idoso ha estive estudado e de acordo com o literatura a respeito do quadro, segundo sexo e idade, encontramos diferenças e semelhanças nos estudos realizados nas diferentes regiões, e também na incidência por sexo em relação à idade, Assim, o autor Gonzales Ramírez em estudo realizado na Colômbia afirma que a cada ano, as taxas de incidência de infarto agudo do miocárdio variaram entre 135-210 novos casos por ano por ano. cada 100.000 homens e entre 29-61 por cada 100.000 mulheres entre 25 e 74 anos. E Sim o incidência ELE medido em população idoso de 69 anos o cotações ELE elevaria para 2.371 em homens e 1.493 em mulheres, o que torna esta patologia a principal causa de morte tanto em homens como em mulheres, a idade máxima de frequência é acima dos 65 anos, predominando o sexo masculino sobre o sexo feminino (81) . Por outro lado, em estudos realizados por Steptoe e seu grupo, estabeleceram as diferenças que ocorrem na resposta cardiovascular (pressão arterial, frequência cardíaca, reflexo barorreceptor) e na resposta endócrina a diferentes tarefas estressantes. Os resultados obtidos sugerem que, embora a resposta cardiovascular seja mais proeminente nos homens jovens do que nos adultos, nestes últimos há uma inibição do reflexo barorreceptor. Isto implica um reajuste aos níveis pressóricos mais elevados, o que indicaria a existência de uma adaptação estrutural determinada pela idade. Esses mesmos estudos também mostram manifestam que a reatividade cardiovascular é muito maior nos homens do que nas mulheres (82), Antonio Álvarez em um de seus estudos sugere que a idade avançada está associada a um alto risco de sofrer de doença isquêmica do coração; Com a idade a atividade simpática aumenta e a sensibilidade dos barorreceptores e a capacidade de resposta regulatória dos sistemas diminuem a pressão arterial sistólica e todos os marcadores de aterosclerose e rigidez arterial e pressão de pulso, entre outros efeitos metabólicos, involucionais e apoptóticos, portanto, quanto mais velho, maiores são as chances de sofrer de doenças associadas (83). De Backer também considera o sexo masculino um importante fator de risco para o desenvolvimento de infarto agudo do miocárdio (84). Velázquez – Monroy e Avezum relatam predomínio do sexo masculino para esta doença. Nossos resultados concordam plenamente com os indicados por esses autores, pois na população da clínica 8 a cardiopatia isquêmica predominou em homens com mais de 70 anos, apenas um terço da população do estudo pertencia ao sexo feminino, por isso discordamos do que foi publicado pela Dra. Liliam Gretel Cisneros Sánchez, em artigo publicado na Revista Cubana de Medicina General Integral 2013, onde Demonstra-se o predomínio de casos de cardiopatia isquêmica no sexo feminino, representado por 53,8% da amostra selecionada. Quanto à idade mais frequente para o desenvolvimento de cardiopatias nas diferentes bibliografias, verificamos que Bertomeu cita maior prevalência de doença coronariana cardiopatia em pacientes com idade maior ou igual a 65 anos (68,3%) e relata OR 2,5 maior em idosos. Gonzales Ramírez já indica uma probabilidade maior acima dos 69 anos (81), autores com os quais concordamos, pois em nossa população três quartos têm mais de 70 anos. A cor da pele é um conhecido fator de risco cardiovascular. Orestes Días Castro sobre a caracterização dos fatores de risco vasculares em pacientes adultos do município de Ranchuelo Villa Clara, Cuba, sugere que a raça branca predominou com 82,7% nos pacientes cardiopatas isquêmico (86), por outro lado, o Dr. Yaisel Alfonso Alfonso, em estudo sobre caracterização de fatores de risco em pacientes com cardiopatia isquêmica, sugere que a raça branca predominou em pacientes com história patológica pessoal de cardiopatia (87). Nossa pesquisa coincide com os estudos citados, essas estatísticas diferem do que foi proposto pela The Society Espanhol de cardiologia. (88) que aponta que em o indivíduos de raça negra a incidência de cardiopatia isquêmica é maior. Concordamos com o Dr. Castro Gutiérrez em um estudo sobre cardiopatia isquêmica e complicações, que afirma que a cardiopatia isquêmica afetava mais frequentemente os pacientes brancos, seguidos pelos pacientes negros, relacionado à distribuição demográfica e etnia da população cubana. (89)

De acordo com a distribuição dos pacientes por tipo de cardiopatia, observou-se que a angina é mais frequente em idosos pertencentes ao consultório 8 da cidade de Manacá. Coincidindo com estudo semelhante realizado no município de Sagua la Grande, Villa Clara Cuba, onde prevaleceu a angina como principal forma de apresentação clínica da cardiopatia isquêmica (86). Além do mais em estudo do Dr. Orestes Días Castro sobre a caracterização de fatores de risco vasculares em pacientes adultos no município de Ranchuelo Villa Clara, Cuba, afirma que do total de pacientes estudados com cardiopatia isquêmica, aqueles que avançar predominante eram o angina de peito e ele ataque cardíaco afiado de infarto do miocárdio (87) Concordamos com os estudos apresentados acima, mas não completamente porque em nossa pesquisa o infarto do miocárdio foi o menos frequência. O fundo em parentes de primeiro grau de doença cardíaca ELE eles mencionam em literatura como um dos determinantes do risco coronariano, estudos sugerem que a maioria das alterações genéticas conhecidas relacionadas à aterosclerose afetam o metabolismo das lipoproteínas (90).

São consideradas famílias em que um membro sofreu algum evento cardiovascular como de alto risco já que o genética qualquer o hábitos pedaço saudáveis são transmitidos aos descendentes (90). Leander sugere em seu estudo realizado em Estocolmo que os membros da família que compartilham genes, bem como o ambiente, os hábitos e o estilo de vida podem estar associados a um menor ou maior risco de doenças cardiovasculares (91).

Nestes aspectos nossa pesquisa concorda plenamente porque Confirmamos que a maioria dos pacientes apresentava história patológica em parentes de primeiro grau com cardiopatia.

Em estudo realizado em 2016 pela Dra. Radka Ivanova, ficou evidente que 85% dos pacientes com cardiopatia isquêmica tinham histórico familiar. de doença coronário com apresentação clínica cedo antes de o
55 anos para homens e 65 anos para mulheres destes (92) Nossa pesquisa concorda com o que foi proposto por este médico, pois houve grande predomínio de pacientes idosos cardiopatas com histórico familiar da doença

Estima-se que entre 20 e 30% de todas as mortes por doenças coronárias nos Estados Unidos são atribuíveis ao consumo de tabaco e o risco é fortemente relacionado à dose, a doença coronariana aguda antecipa aproximadamente 10 anos em fumantes em relação aos não fumantes. Ao parar de fumar, o risco de morbidade e mortalidade diminui cardiovascular. O risco aumenta diretamente com o número de cigarros fumados por dia (92), coincidindo com os resultados de vários autores como Kliver M que propõe que fumar é um do principais fatores de risco para o doença cardiovascular, o nicotina favores ele desenvolvimento de a doença cardiovascular através de sua ação no sistema nervoso autônomo com liberação de catecolaminas, aumento da agregação plaquetária, alterações lipídicas e disfunção endotelial(93)

Dr. Resano Berrio sugere que o risco de infarto do miocárdio é muito maior entre fumantes do que entre não fumantes, e o risco de morte súbita aumenta mais de 10 vezes em homens e mais de 5 vezes em mulheres que fumam. . O efeito do tabaco está relacionado com a quantidade de tabaco consumido e com a duração do hábito de fumar. (94)

Em estudo realizado em 2016 pelo Dr. Julio Cesar Calero Fierro, fica evidente que 58,18% dos idosos que morreram por cardiopatia isquêmica ELE atribuído para o fumar. (69) Nosso investigação Corresponde com o que foi proposto por esse médico, já que havia um grande predomínio de pacientes fumantes com diagnóstico da doença, os resultados estatísticos mostram a probabilidade de desenvolver doença cardíaca isquêmica em pacientes com hábito de fumar e aparecimento da doença.

Em ele estudar do Dr. Marvin Jose Vanegas Vanegas poses que o redução de risco coronariano após parar fumar, fica evidente depois de um ano. Fumar por si só aumenta o risco de doença coronariana em duas vezes (13); resultados muito semelhantes em termos de probabilidade foram obtidos no presente estudo.

O estudo de Framingham encontrou um aumento na mortalidade cardiovascular de 18% em homens e 36% em mulheres que consumiam mais de 3 a 10 cigarros por dia (70). Em estudo realizado em 2017 pelo Dr. Jaromir Pastora Benavides, fica evidente que 40,6% dos idosos que morreram por cardiopatia isquêmica Foi atribuído ao tabagismo aumentar o risco de doenças cardíacas em idosos em 3,4 (71). O nosso estudo coincide com este autor, embora as probabilidades identificadas na população de idosos do consultório médico 8 da cidade de Manaca tenham sido ligeiramente inferiores às publicadas pelo autor. Nossa pesquisa coincide com outras anteriores, uma vez que o tabagismo se comportou como fator predisponente para o desenvolvimento de cardiopatia isquêmica.

A fisiopatologia da doença vascular no Diabetes Mellitus envolve anormalidades da função endotelial, das células musculares lisas e da função plaquetária. A hiperglicemia, o excesso de ácidos graxos livres e a resistência à insulina favorecem um tráfego complexo de sinais moleculares. que alteram a função e até a estrutura da parede vascular, através de 3 mecanismos principais: estresse oxidativo, ativação da proteína quinase C (PKC) e estimulação de receptores para produtos de glicação avançada (RAGE). Esse complexo processo converge para a vasoconstrição devido à menor disponibilidade de óxido nítrico (NO), liberação de agentes vasoativos como endotelina (ET) e angiotensina II (AII), mediadores inflamatórios devido à ativação do fator nuclear kappa beta (NF-K B) e um ambiente pró-trombótico devido ao aumento liberar de fator tecido (FT) e PAI. O vasoconstrição, inflamação e Trombose são os ingredientes básicos para o desenvolvimento da doença aterotrombótica, que pode levar ao infarto agudo do miocárdio (72).

A história de diabetes mellitus é citada na literatura como fator que influencia o aparecimento de cardiopatia isquêmica; estudos sugerem a sua presença como um aumento significativo no risco de sofrer de doenças cardiovasculares, uma vez que leva ao aumento dos níveis sanguíneos. da aterosclerose e o aparecimento precoce de lesões causando 70% das mortes em pacientes com diabetes, sendo a sua presença na população em geral é de 6% e aumenta gradualmente à medida que a população envelhece. Neste aspecto, nossa pesquisa concorda plenamente, pois confirmamos que mais da metade dos casos apresentava história patológica pessoal. de diabetes mellitus (72)

A Dra. Roka Ivanova Giorgeva afirma que em indivíduos com intolerância à glicose há um risco aumentado de uma a duas vezes de desenvolver doença macrovascular (95). Na nossa população, a probabilidade de desenvolver doenças cardíacas em pacientes com diabetes mellitus foi muito maior. ao encontrado por este autor

No estudo Dr. (Evans, 2002) sugere que níveis elevados de hemoglobina glicosilada, mesmo na faixa de valores atualmente considerados normais, aumentam o risco cardiovascular (26)

Em publicação feita na Argentina em 2015 pela Dra. Cristina Del Bosque Martinho Professor título de medicamento interno poses que o O diabetes mellitus é um importante fator de risco para doença coronariana, que tem o dobro do risco na incidência de doença coronariana, aumentando de 2 para 4 vezes a mortalidade por essas doenças. Tanto é verdade que se considerou que o risco de doença cardiovascular em indivíduos com diabetes tipo 2 é semelhante ao de pacientes com infarto do miocárdio prévio (29). Nossos resultados também excedem as probabilidades encontradas na população de estudo da Dra. Cristina. A história pessoal de diabetes mellitus em idosos do consultório 8 da área de saúde de Manacas foi classificada como o terceiro fator de risco em probabilidade para o desenvolvimento de cardiopatia isquêmica.

A incidência de hipertensão arterial em idosos está intimamente relacionada à doença isquêmica do coração; na verdade, considera-se que para cada aumento de 20 mmHg na pressão arterial sistólica (PAS) ou de 10 mmHg na pressão arterial diastólica (PAD), o risco é duplicado. risco de infarto agudo do miocárdio, em toda a faixa de 115/75 a 185/115 mmHg, estimando que haja uma relação contínua e consistente e independente de outros fatores, como associação dose-resposta. Num estudo realizado pela Organização Mundial da Saúde, estima-se que 8 a 18% sofram de hipertensão, e indica que uma diminuição de 2 mmHg na pressão arterial A pressão arterial média reduz em cerca de 4% as mortes causadas por doenças cardiovasculares. (75)

Em estudo realizado pela Sociedade Americana de Hipertensão, segundo o Dr. ELE considera que o pressão arterial tem que ser conceitualizado como um fator de risco contínuo em idosos no contexto de risco cardiovascular (77)

Em estudo realizado por Dtr Lewinton sobre o comportamento em faixas etárias relacionado à pressão arterial e à mortalidade vascular, considera-se que entre as idades 40 e 49 anos e 80 e 89 anos ELE associar o dobro da taxa de mortalidade por doença isquêmica do coração, aumentando o risco absoluto (75)

Em estudo analítico caso-controle realizado pelo autor Maikel Santos M, nota-se que 87,3% dos hipertensos, com OR = 3,610 (IC 95%: 1,073- 21,843), p = 0,044, foram estatisticamente significativos com o in -mortalidade hospitalar por IAM na velhice (24)

Nossa pesquisa coincide com os estudos citados, resultando em uma probabilidade muito elevada de acordo com os valores de OR. O que o colocou como o fator que mais provavelmente contribuiu para a doença coronariana em idosos na clínica 8 de Manacas no período do estudo.

Com níveis elevados de colesterol, de acordo com a literatura sobre doenças cardíacas em idosos, encontramos semelhanças nos estudos realizados em diferentes regiões, bem como em estudo realizado Ensaio Intervencionista de Múltiplos Fatores de Risco". Uma relação significativa é proposta entre níveis de

colesterol acima de 250 mg/dl e a incidência de DIC. Além disso, observaram que as diferenças no colesterol sérico entre diferentes populações se deviam em grande parte à ingestão de gordura saturada na dieta (96). O Estudo Múltiplo risco Fatores Intervencionista Julgamento poses que o relação entre o níveis plasmáticos de colesterol e ele risco de CI era gradual, sem a limite específico (9). Por outro lado, o estudo de Framingham sugere uma relação clara entre o aumento do colesterol total e/ou colesterol LDL e o risco subsequente de desenvolver CI. Existe também uma relação inversa entre os níveis de colesterol HDL e o risco de doenças cardíacas (97). Em estudo realizado pelo Dr. Altamirano, especialista em medicina interna em 2016, um probabilidade de 1.4 vezes avançar de Ataque cardíaco de miocárdio em pacientes dislipidêmico
(98). Em publicação realizada no México em 2016 pelo Dr. Jaromir Ramón Pastora Benavides. Residente de Medicina Interna sugere que apresentar algum tipo de Dislipidemia aumenta o risco de Síndrome Coronariana Aguda para quase 10 vezes mais. (99) Esses resultados são inferiores à probabilidade encontrada na população do nosso estudo. Concordamos que os distúrbios lipídicos promovem doença coronariana, a dislipidemia foi classificada como o segundo fator de risco com maior probabilidade de desenvolvimento de doença isquêmica do coração em idosos de CMF 8 durante 2019 e 2020.

A obesidade é um conhecido fator de risco cardiovascular. Estudos realizados em países ocidentais demonstraram relação entre obesidade e mortalidade cardiovascular. Num estudo realizado pela ACS, a American Cancer Society mostra que cada aumento de 1 no índice de massa corporal corresponde a um aumento de 1,1 no risco relativo de morte cardiovascular em homens dos 65 aos 74 anos e nas mulheres desta idade é 1.03. (100) Em estudo do Dr. Jaromir Ramón Pastora Benavides. Residente de Medicina Interna sobre ele comportamento de o fatores de risco associados para síndrome coronariana aguda sugere que o excesso de peso aumenta o risco cardiovascular duas vezes mais (99)

KATHERIN LISBETH VILCHEZ CABRER sobre o comportamento dos fatores de risco associados à síndrome coronariana aguda, sugere que a obesidade e a doença coronariana precoce em um parente de primeiro grau aumentar o prevalência de sofrer a evento coronário em 2.4 vezes e
1,41 vezes consecutivas (101), por outro lado, em um estudo pela (Associação Americana, propõe-se que um aumento na gordura abdominal e/ou visceral esteja relacionado a distúrbios bioquímicos e clínicos que podem aumentar o risco cardiovascular (100)

Nossa pesquisa coincide com os estudos citados ao apontar a obesidade como fator predisponente que ocupou maior importância na amostra. quarto lugar em ordem de prioridade dentro de outros fatores estudados

CONCLUSÕES

Na etapa 2019-2020, a cardiopatia isquêmica em idosos do consultório 8 da área de Manacas predomina em pacientes do sexo masculino e aumenta diretamente proporcional à idade. A angina é a mais comum. Todos os fatores estudados comportaram-se como fatores predisponentes para o desenvolvimento de doenças cardíacas, incluindo hipertensão arterial, dislipidemia e diabetes mellitus, nesta ordem.

RECOMENDAÇÕES

Recomendar com base em fatores identificados desenvolver intervenções que permitam o controle e redução das mesmas para evitar lesões. Doença cardíaca isquêmica em mais velho adultos

REFERÊNCIAS BIBLIOGRÁFICO

1. Digitalizado Barbossa Apresentação história do coração e de o conhecimentos cardiológicos. Madri, 2016

2. Bazzino QUALQUER Terceiro definição universal de ataque cardíaco de miocárdio Uruguai 2018

3. Ruiz E Fatores de risco cardiovascular em maior de 80 anos disponíveis em: https: //www.scielo . org.pe/scielo

4. Trilho eu, Medina F . Estratégias de reperfusão usado em pacientes com síndrome coronariana aguda sem elevação do segmento ST. ,Madri 2019

5. Organização mundo de o Saúde, Doenças Cardiovascular 2017 [site]. [citado em 18 de dezembro de 2017]. Disponível em: http://www.who.int/es/newsroom/fact-sheet/detail /cardiovascular - doenças

6. Bonow R, Homem D, Zíperes D, Tratado de Cardiologia 2 dias Edição 2016, capítulo 50

7. Aje PARA, Moleiro M. Cardiovascular doença: a global problema estendendo-se ao mundo em desenvolvimento. Mundial J Cardiol 2016

8. Vanegas V. Marvin. Fatores associados infarto agudo do miocárdio em pacientes admitido em ele hospital Antônio Lênin Fonseca durante ele 2015. Tese para obtivermos ele Qualificação de Especialista em Emergência. 2016, Nicarágua.

9. Royo Bordonada M, Armário Q, Lobos Bejarano J, Botet J, Vilar Álvarez F, Elosua R. Adaptação espanhola dos guias europeus de 2016 sobre prevenção de doença cardiovascular em o prática clínica. Rev. Esp Saúde Pública [internet].2016 . Disponível em http://www.msc.es/resp. http://www.ceipc.inf .

10. Melo Barbosa QUALQUER. Doença cardiovascular: crenças e práticas em adesão ao tratamento. Rev Cienc. Cidade [internet]. Disponível em http://www.dx.doi.org/10.22463/1794831.1410. pdf 12. Arqueiro-Beltran EU. Validade e confiabilidade do questionário para medir eu

11. Brant eu, Moraes D, Ribeiro PARA. Saúde global e doença cardiovascular. Rev. Uruguai Cardiol [Internet]. 2015 [consulta 06 de Setembro 2018]; Disponível em http://www.scielo.edu.uy > scielo.pdf

12. González Juanatey J. nova abordagem terapêutica para prevenção secundária do risco cardiovascular. Rev. Esp Cardiol [Internet]. 2017 Disponível em http://www.scielo.edu.uy > scielo.pdf

13. Texas coração Instituto. Fatores de risco cardiovascular. 2018. [Internet].

Disponível em: https://www.texasheart.org/hearthealth/heart- centro de informações /tópicos/fatores de risco cardiovascular/

14. Reis E, Takao C, Zimmer A, Batista V, De Lima J, Leite A. Associação dos fatores de risco cardiovascular com as diferentes apresentações do síndrome coronário afiado. Rev. Latino Americano de Enfermagem. [On-line]. 2019. [], Vol 22 N°04. Disponível em http://www.scielo.br/scielo.php?pid=S010411692014000400538&script =sci_arttext&tlng=e
15. Dr. Alberto Cacavo, Ele ataque cardíaco afiado de miocárdio, a problema de saúde pública; Rev. cardiol. vol.78 não. Equador Maio/Jun. 2016

16. Carro PARA., Bastiaenen R., Kaski JC Doença cardiovascular em o velho: comente.Rev Esp Cardiol. 2016

17. Prieto Dominguez T ,Doze Rodríguez V, serra Valdez MA .Fatores `preditores de mortalidade em ataque cardíaco afiado de miocárdio. Rev. Finlay [internet].2017 disponível http://scielo.sld.cu/.php/scrip/
18. Centro de estudos de população e desenvolvimento. O envelhecimento da população cubana e dos seus territórios [internet]. Escritório Nacional de Havana de Estatísticas, 2009 [mencionado 14 Janeiro 2016].Disponível em http://www . One.cu.sld.cu/. publicações/cepede/envelhecimento/envelhecimento 2009. ´pdf
19. Rocabruno Mederos JC.Tratado de gerantologia e geriatria clínica. Havana Científica e Técnica 2016

20. Landrave O Gómez. Transição epidemiológica e doenças crônicas Não transmissível em o Américas e em Cuba, ele programa da intervenção cubana. Relatório técnico de vigilância 2016
21. Ministério de Saúde Público. Anuário Estatística de Saúde 2020 [Internet]. Havana : Endereço Nacional de Registros Médicos e Estatísticas de Saúde; abril de 2020 [citado em 10 de janeiro de 2020]. Disponível em http://files.sld.cu/dne/files/2020/04/anuario_2020.pdf

22. Santos R, Nápoles M. Comportamento do ataque cardíaco afiado de miocárdio em idosos atendidos na Policlínica do XX Aniversário. CorSalud 2016

23. Escritório Nacional de Estatisticas e Informação. Anuário Estatística 2019. cidade claro
24. Santos M, Lanas, f., Toro, V., Cortes, R., Sánchez, A. (2008). Intercoração, um Estudar de casos e controles sobre fatores de risco de Ataque cardíaco do Miocárdio no Mundo e na América Latina. Reflexão sobre um artigo original. Revista dos alunos da Universidade Industrial de Santander Medicas UIS. Disponível em: http://www.medicasuis.org/anteriores/volumen21.3/5.pdf

25. Gómez Sanches, G., castelhanos olivais, PARA. (2015). Fatores de Risco Cardiovascular no Paciente Geriátrico: Prevenção Primária e Secundária.

Identificação de Risco Perioperatório. Vol. 28 (1), 189-196 Disponível em: http://web.a.ebscohost.com/ehost/pdfviewer/pdfviewer?sid=b359edfd- 8d2d-4727-a264-64e271268972%40sessionmgr4008&vid=5&hid=410

26. Vélez C, Gil eu, Ávila C, López PARA. Fatores de risco cardiovascular e variáveis associadas em pessoas de 20 a 79 anos em Manizales, Colômbia. Universidade e Saúde. 2015

27. Ramiro Rodríguez M. Ele problema de o doença cardíaca isquêmico em Cuba Disponível em http://bvs.sld.cu/revistas/res/vol14

28. Aje PARA, Moleiro M. Cardiovascular doença: um mundo problema estendendo-se em o mundo em desenvolvimento. Mundial J Cardiol 2018;

29. Allender S, Scarborough P, Peto V, Rayner M, Leal J, Luengo-Fernandez R, et al. Estatísticas Europeias de Doenças Cardiovasculares, Edição de 2017. Rede Europeia do Coração; 2017;

30. Baena Dez JM, do Val García JL, Tomás Peregrino J, Martinez Martínez JL, Martín Peñacoba R, González Tejón I, et al. Epidemiologia das doenças cardiovasculares e fatores de risco na atenção primária. Revista Espanhola de Cardiologia. 2015;

31. Celermajer DS, Chow CK, Marijon E, Anstey NM, Woo KS. Cardiovascular doença em o em desenvolvimento mundo: prevalências, padrões e o potencial de detecção precoce de doenças. JACC. 2018;

32. Gibbons RJ, Balady GJ, Bridker JT et al. Atualização das diretrizes ACC/AHA 2016 para testes de esforço: um relatório da Força-Tarefa sobre Prática do American College of Cardiology/American Heart Association, 2016 Disponible (http://www.acc.org/clinical/guidelines/ exercício/dirlndex.htm.2016).

33. Banka VS, Helfant RH. Sequência temporal de características contráteis dinâmicas em isquêmico e não isquêmico miocárdio depois a ligadura coronária. Sou J Cardiol. 2016;

34. Celermajer DS, Comida CK, Marijon E, Anstey nm, Uau KS.Doenças cardiovasculares no mundo em desenvolvimento: prevalências, padrões e o potencial de detecção precoce de doenças. JACC. 2018;

35. Filqueiras Ramas D, Juan Baguda J. .Manual Diretor de operações Cardiologia sim medicina cardiovascular internacional 9ª edição do Madrid CTO 2017.

36. Álvarez Sínteses R. Medicamento Em geral Compreensivo. O Havana: Ciências Médicas; 2014; Vol. 4: Medicina e Saúde

37. Pedra Goderich Mecina Interno. O Havana Ciências Médicas 2017 Tomo II Medicina e Saúde

38. Dias Vilanueva Manual de doença cardíaca em ele paciente Velhote .Madri Ciências Médicas 2018

39. Gibões RJ, balada GJ, ponte JT et. para o. ACC/AHA 2016 atualização de diretrizes para testes de esforço: um relatório da Força-Tarefa sobre Práticas do American College of Cardiology/American Heart Association, 2016 Disponível (http://www.acc.org/clinical/guidelines/ exercício/dirlndex.htm.2016).

40. Albero Medrano. Incidência e prevalência de o doença cardíaca isquêmico . Rev. Esp de Saúde Publicar 2016

41. Artalejo Rodríguez .Congresso de o doenças cardiovascular.Rev Espanhola de Cardiologia 2017

42. Brizuela.Guardiola.Cardiopatia isquêmico para nível primário rev Cardiologia espanhola

43. Ades PA. Cardíaco reabilitação e secundário prevenção de doença coronariana. N Engl J Med. 2016

44. Agati L, Majo FD, Madonna MP, Celani F, Funaro S, Tonti G. Avaliação da viabilidade miocárdica em pacientes com ventrículo esquerdo pós-isquêmico disfunção: papel de miocárdico contraste ecocardiografia. Ecocardiografia. 2016

45. Cruz Vermelha. Epidemiologia das doenças cardiovasculares.Medicina Preventivo e saúde Publica.2015

46. Gibões RJ, balada GJ, Bridker JT et al. ACC/AHA 2016 atualização de diretrizes para testes de exercício: um relatório da Força-Tarefa sobre Práticas do American College of Cardiology/American Heart Association, 2016 Disponible (http://www.acc.org/clinical/guidelines/ exercício/dirlndex.htm.2016).

47. Marrugat J., García M., Elósua R., Aldasoro E., Tormo MJ, Zurriaga O., et al. Prognóstico de curto prazo (28 dias) entre os sexos de acordo com o tipo de evento coronariano (infarto agudo do miocárdio com onda Q versus infarto agudo do miocárdio sem onda Q versus angina de peito instável). O jornal americano de cardiologia. 2018

48. Marrugat J, sala J, Masia R, Pavesi M, Sanz G, Vale V, et al. Diferenças de mortalidade entre homens e mulheres após o primeiro infarto do miocárdio. JAMA. 2016.

49. Sanz GA. Estratificação do risco em o síndromes coronário agudo: um problema não resolvido. Rev Esp Cardiol. 2017;

50. Savonittoa S, Moricib N, De Servic S. Tratamento de síndromes coronárias agudos de idosos e pacientes com comorbidades. Rev Esp Cardiol. 2016;

51. Tahir SM, Preço LL, Shah PB, Welt FG. Análise de dezoito anos (1985-2016) de incidência, mortalidade, e cardíaco procedimento resultados de agudo infarto do miocárdio em pacientes > ou = 65 anos de idade. Sou J Cardiol. 2016.

52. Viana Tecelão, Ana. Evolução temporário do tratamento do ataque cardíaco Infarto agudo do miocárdio em pacientes idosos e seu impacto na sobrevida em curto e longo prazo. Dirigido por Héctor Bueno e Francisco Fernández-Áviles. Universidade Complutense de Madri. Faculdade de Medicina, 2018

53. lã, F., Touro, V., Cortes, R., Sanches, PARA. (2008). Intercoração, a Estudo caso-controle sobre fatores de risco para Infarto do Miocárdio no Mundo e na América Latina. Reflexão sobre um artigo original. Revista dos alunos da Universidade Industrial de Santander Medicas UIS. Disponível em: http://www.medicasuis.org/anteriores/volumen21.3/5.pdf

54. Reis E, Takao C. Zimmer A. Batista V, De LimaJ, Leite A. Associação dos fatores de risco cardiovascular com as diferentes apresentações da síndrome coronariana aguda. Rev Latino-Am Enfermagem. [On-line].2014. [Citado em 16/03/2019], 22(4); 538-46. Disponível em: http://www.scielo.br/pdf/rlae/v22n4/es_0104-1169-rlae-22-04-00538.pd

55. Pilha R, Rodríguez PARA, Censo G, Penhasco QUALQUER, Kwaku K. Ataque cardíaco de miocárdio em idosos. Estudo comparativo. Anais de Cirurgia Cardíaca e Vascular. 2016

56. Dr. Júlia Tamara Álvarez Cortes, Dr. Eles viveram Lindo Hernández, II Dr. Cigano dos Anjos Perez Hechavarria, Dr. Orlando Antomarchi Duany I e Dr. Maria Emily Bolivar Carrion, fatores de risco coronariano associados para ataque cardíaco afiado de miocárdio em ele Idosos, REVISTA SCIELO- MEDICAMENTO volume não James de Cuba janeiro. 2016

57. Cristóvão J. O'Donnel e repolho. Fatores de risco cardiovascular . Perspectivas derivadas do Framingham Heart Study. Revista Espanhola de Cardiologia. Vol. 61. Nº 03. Março de 2008 Quintanar Guzmán A. (2010). Análise da qualidade de vida em idosos do município de Tetepango, Hidalgo através do instrumento whoqol-bref. Universidade Autônomo do Estado de Cavalheiro. Tese de estudante universitário. Disponível em: http://www.uaeh.edu.mx/nuestro_alumnado/esc_sup/actopan/licenciat ura /Análise%20de%20la%20calidad%20de%20vida.pdf

58. Rodríguez Daza, KD (2011). Velhice e Envelhecimento. Grupo de Pesquisa em Atividade Física e Desenvolvimento Humano. Universidade de Contas de rosário. Escola de Medicamento e Ciências de o Saúde. Madri: Ed. Díaz de Santos, 2018.

Disponível em: http://www.urosario.edu.co/urosario_files/dd/dd857fc5-5a01-4355-b07a-e2f 0720b216b.pd

59. Alonso J., Bem H., Bardaji PARA., García-Moll X., Badia X., Layola M., Carreño A. Influência do sexo na mortalidade e tratamento da síndrome coronariana aguda na Espanha. Rev Esp Cardiol. 2017;

60. Baena Diez J. M., do Val García JL, Tomás Pelegrina J, Martínez Martínez JL, Martín Peñacoba R, González Tejón I, et al. Epidemiologia das doenças cardiovasculares e fatores de risco em atenção primário. Revista Espanhol de Cardiologia. 2015

61. Banegas JR, Vilar F, Graciani PARA, Rodríguez-Artalejo F. Epidemiologia das doenças cardiovasculares na Espanha Rev Esp Cardiol Supl. 2016

62. Brahmajee K, Faraó PO, Ventava SK... Reperfusão terapia no infarto do miocárdio. Sou J Pulic Saúde. 2003;

63. André DIZER, Cordeiro A, Magána P, Alegria DIZER, Leão M, Luengo DIZER, etc. al. Mortalidade a longo prazo e readmissão hospitalar após enfarte agudo do miocárdio: a estudar de seguir de oito anos. Rev. Esp Cardiol. 2012;

64. Avezum A, Makdisse M, Spencer F, Sangrento JM, Raposa KÁ, Montalescot G, e outros. Impacto da idade no manejo e desfecho da síndrome coronariana aguda: observações do Registro Global de Eventos Coronarianos Agudos. Jornal Americano do Coração. 2015;

65. Banka VS, Helfant RH. Sequência temporal de características contráteis dinâmicas em isquêmico e não isquêmico miocárdio depois a ligadura coronária. Sou J Cardiol. 1974; 34: 158-162

66. Bauer T, Koeth Ó, Junger C, Heer T, Wienbergen H, Git A, et al. Efeito de uma estratégia invasiva na evolução hospitalar em pacientes idosos com elevação não ST miocárdico Infarte. europeu coração Diário. 2017;

67. Delcan JL. Doença cardíaca isquêmica. Epidemiologia da doença cardíaca isquêmica: Fatores de Risco e Prevenção Primário. Madri: Edições Salvat; 2006

68. Sanz GA. Estratificação do risco em o síndromes coronário agudo: um problema não resolvido. Rev Esp Cardiol. 2018

69. Dr. José Antonio González Pompa et al. Fatores de risco para ocorrência de infarto agudo do miocárdio em pacientes fumantes. Hospital Em geral acadêmico "Carlos Manoel de "Céspedes" Bayamo. Granma, Cuba

70. MaioEUA Departamento da Saúde e Humano Serviços. O Saúde Benefícios de Cessação do Tabagismo. Um relatório do Cirurgião Geral. USDHHS, Centros de

Controle de Doenças. Gabinete de Tabagismo e Saúde; 1990.Publicação DHHS (CDC) 2017-2018

71. Serrano M, Madoz E, Ezpeleta I, San Julián B, Amezqueta C, Pérez Marco JÁ. Abandono do tabaco e risco de novo ataque cardíaco em pacientes coronarianos: estudo caso-controle aninhado. Rev Esp Cardiol 2016

72. Castelo EU; Liceia M. Dislipoproteinemia e diabetes melito. Rev. Cardiol CubanoCirCardiovasc 2016

73. Velázquez-Monroy O, Rosas Peralta M, Lara Esqueda A, Pastelín Hernández G, Castelo C, Attie F, et al. Prevalência Isso é inter-relacionamento em doenças crônicas não transmissíveis e fatores de risco cardiovascular em México: resultados finais de o Enquete Serviço Nacional de Saúde (ENSA) 2000. Arch Cardiol Mex. 2008

74. González Maqueda Ei. Hipertensão arterial e doença cardíaca isquêmico . Rev. Cardiovascular. 2018;

75. Bertomeu V, Quiles J. O hipertensão em atenção primário: Conhecemos a magnitude do problema e agimos em conformidade? Rev Esp Cardiol. 2017

76. Cordeiro PARA, Escuro J, Felicidade E. Hipertensão arterial e síndrome metabólica. Rev Esp Cardiol. 2016

77. Mancia G, Laurent S, Agabiti-Rosei E, Ambrosioni E, Burniere M, Caulfieldf MJ, et al. Reavaliação das diretrizes europeias sobre hipertensão gerenciamento: a europeu Sociedade de Hipertensão Documento da Força-Tarefa. J Hipertensos. 2019

78. López F, Cortés M. 72 . Mancia G, Laurent S, Agabiti-Rosei E, Ambrosioni E, Burniere M, Caulfieldf MJ, et al. Reavaliação das diretrizes europeias sobre o tratamento da hipertensão: uma sociedade europeia da Hipertensão Tarefa Força documento. J. Hipertensão. 2019 Obesidade e coração. RevEsp Cardiol.2019

79. Hastie CE, Padmanabhan S, Folga R, Pell AC, Oldroyd KG, Flapan AD, et al. Paradoxo da obesidade em uma coorte de 4.880 pacientes consecutivos submetidos a intervenção coronária percutânea. Eur Coração J 2018

80. Edelsio Dorta Rodríguez; 1 Roberto Javier Tablada Ramírez; 2 Aracelis de o Caridade Árias Jiménez. Fatores de risco ataque cardíaco afiado do miocárdio em pacientes com diagnóstico de hipertensão arterial. Multimed. Revista Médica. Vovó 2017

81. González Ramírez. Índice de adesão às medidas de higiene alimentar em pacientes com doença cardíaca isquêmico Revista Médico. Veracruz 2016

82. Ahern, D. K., Gorkin, EU., & Anderson, J. EU. (2001). Biocomportamental

variáveis e mortalidade ou parada cardíaca no Cardiac Arrhythmia Pilot Study (CAPS). Jornal Americano de Cardiologia, 66, 59-62.

83. Álvarez A, Rodríguez L, Chacón T. Fatores de risco para cardiomiopatia hipertenso. Rev. cubano Médio 2016 (acessado 12 maio de 2016);46(1). Disponível em:http : //scielo.sld . cu/scielo.php?script=sci_arttex t &pid=S0034-75232007000100003&lng=es&nrm=iso&tlng=es

84. Velázquez-Monroy O, Rosas Peralta M, Lara Esqueda A, Pastelín Hernández G, Castelo C, Attie F, et para o. Prevalência e inter-relacionamento de doenças crônicas não transmissíveis e fatores de risco cardiovasculares em México: resultados finais de o Enquete Serviço Nacional de Saúde (ENSA) 2000. Arch Cardiol Mex. 20018

85. Dr. Cisneros Sánchez, Fatores de risco de o doença cardíaca Revista cubana isquêmica de medicina geral abrangente Havana 2013

86. Dias Águia Caracterização de o fatores de risco vascular em pacientes adultos CorSalud 2018 Villa Clara Cuba

87. Afonso Afonso Caracterização de o fatores de irrigação em pacientes com doença cardíaca crônica Rev. Med Electron 2017 Sagua la Grande

88. Sociedade Espanhol de Cardiologia. O corrida condições ele risco cardiovascular RevEsp Cardiol.2019

89. Castro Gutiérrez doença cardíaca isquêmico formas clínicas e Complicações do MEDICIEGO 2015

90. Delcán, JL Cardiopatia Isquêmica. Epidemiologia da doença cardíaca isquêmica: Fatores de Risco e Prevenção Primário. Madri 2018.

91. Royo Mãe, lobos JM ele estado de o prevenção cardiovascular em Espanha. Medicamento Clínica [Internet].2016 disponível em http://udaceba.cat. One.cu.sld./. conteúdo/uploads do wepet/ 2018

92. Nelson DE, Kinkerdall RS, Lawton RL et al. Vigilância para tabagismo – mortalidade atribuível e anos potenciais de vida perdidos; por estado Estados Unidos, 2016 MMWR CDC 2016

93. Blumel MJE, Prieto DJC, Leal ITEM. Impacto de o fatores de risco coronariano em mulheres de meia idade. Rev. Méd Chile. 2018

94. André E, Leão M, Cordeiro PARA, Magallon R, Magan Q, Mais tarde E, et para o. Fatores de risco cardiovascular e estilo de vida associados à aparência cedo de ataque cardíaco afiado de miocárdio. RevEspCardiol. 2017

95. Roka Ivanova Giorgeva .Fatores de risco cardiovascular .Editorial Universidade de Granada .Rev ESp 2018

96. Santos C, Badimón J. Lipoproteínas de alta densidade e redução de risco cardiovascular: promessas qualquer realidades? RevEspCardiol. 2017

97. Chapman JM, Goerke LS,.Dixon C. Medindo o riscos de coronária doenças cardíacas em grupos da população adulta. Saúde Pública 2017

98. Guallar Q, Gil M, Leão eu, Graciani PARA, Sexo PARA, Taboada J, et para o. Magnitude e gestão da hipercolesterolemia na população adulta de Espanha, 2008-2010: o estudo ENRICA. RevEspCardiol. 2017

99. Dr. Jaromir Ramon Pastora Benavides Tese doutoral. Fatores de Risco Associado à Síndrome Coronariana Aguda no Departamento de Medicina Interna da HEODRA. Disponível em: http://hera.ugr.es/tesisugr/15888794.pdf (acessado em 12 de maio 2017).

100. Masterson R, Smeeth L, Gilman R, Miranda J. Atividade física e cardiovascular risco fatores entre rural e urbano grupos e migrantes rurais para urbanos no Peru: um estudo transversal. Rev PanamSaludPublica 2017[citado 2017Mar21].Disponível en:h t tp: // ww w .scielosp.org/pdf/rpsp/v28n1/v28n1a01.pdf 48

101. Dra.:Katherine Lisbet Vilchez Cabrera .Tese doutoral Comportamento dos fatores de risco associados à síndrome coronariana aguda Disponível: www.sac.org.ar/rac/2003/v4_b/cg-1.pdf

Quadro 1

Distribuição de Adultos maior com doença cardíaca (casos) de acordo com idade e sexo. Consultório Médico 8. Área de saúde de Manacas. 2019-2020

Idade	Adultos com doença cardíaca isquêmica maior (casos)					
	Macho		Fêmea		TOTAL	
	Não.	%	Não.	%	Não.	%
<65 a70 ANOS	4	11.7	3	8,82	7	20,5
Idoso 70 ANOS	17	cinquenta	10	29,4	27	79,5
Total	vinte e um	61,7	13	38,2	3. 4	100

Quadro 2

Distribuição de Adultos maior com doença cardíaca (casos) dependendo da cor da pele. Consultório Médico 8. Área de saúde de Manacas. 2019-2020

Cor da pelagem	Não.	%
Branco	25	73,52
Sem branco	9	26.47
Total	3. 4	100

Quadro 3

Distribuição de idosos com cardiopatia (casos) segundo tipo de cardiopatia Consultório Médico 8. Área de saúde de Manacas. 2019-2020

Cara de doença cardíaca	Não.	%
Angina	16	47.05
Insuficiência cardíaca	onze	32h35
Síndrome coronariana aguda	7	20h58
Total	3. 4	100

Quadro 4

Distribuição dos idosos com cardiopatia (casos) segundo história familiar de patologia em primeiro grau. Consultório Médico 8. Área de saúde de Manacas. 2019-2020

FPA de Cardiopatia Isquêmica em parente de primeiro grau	Conjunto casos		Grupo de controle		OU
	Não	%	Não	%	
Com APF	29	85,2	18	52,9	5.1
Sem APF	5	14,7	16	47,0	
Total	3. 4	100	3. 4	100	

Quadro 5

Distribuição de Adultos maior com doença cardíaca (casos) de acordo com ele hábito de fumaça. Consultório Médico 8. Área de saúde de Manacas. 2019-2020

Hábito de fumar	Grupo de Casos		Grupo de controle		OU
	Não	%	Não	%	
Fumante	28	82,35	23	67,34	2.23
Não fumante	6	17,64	onze	32h35	
Total	3. 4	100	3. 4	100	

Quadro 6

Distribuição dos idosos com cardiopatia (casos) segundo história patológica pessoal de diabetes mellitus. Consultório Médico 8. Área de saúde de Manacas. 2019-202

Diabetes mellitus	Casos de agrupamento		Grupo de controle		OU
	Não	%	Não	%	
Com APP de diabetes Mellitus	18	52,94	3	8,82	12.3
Sem APP de diabetes mellitus	16	47.05	31	91.17	
Total	3. 4	100	3. 4	100	

Quadro 7

Distribuição dos idosos com cardiopatias (casos) segundo história patológica pessoal de hipertensão arterial. Consultório Médico 8. Área de saúde de Manacas. 2019-202

APLICATIVO Hipertensão arterial	Conjunto casos		Grupo de controle		OU
	Não	%	Não	%	
Com APLICATIVO	33	97,05	vinte	58,82	23.1
Sem APLICATIVO	1	2,94	14	41.17	
Total	3. 4	100	3. 4	100	

Quadro 8

Distribuição dos idosos cardiopatas (casos) segundo história patológica pessoal de dislipidemia. Consultório Médico 8. Área de saúde de Manacas. 2019-2021

Dislipidemia	Conjunto casos		Grupo de controle		OU
	Não	%	Não	%	
Com dislipidemia	28	82,35	8	23.52	
Sem dislipidemia	6	17,64	26	76,47	15.1
Total	3. 4	100	3. 4	100	

Quadro 9

Distribuição de idosos com cardiopatias (casos) segundo história patológica pessoal de obesidade. Consultório Médico 8. Área de saúde de Manacas. 2019-2021

APLICATIVO Obesidade	Conjunto Casos		Grupo de controle		OU
	Não	%	Não	%	
Com APLICATIVO	32	94.11	24	70,58	6,66
Sem APLICATIVO	2	5,88	10	2,94	
Total	3. 4	100	3. 4	100	

Exibir 1

Consentimento Livre e Esclarecido *POLICLÍNICA ACADÊMICO MANACÁ SANTO DOMINGO.*

I:Fui informado sobre a importância da morbimortalidade por doença isquêmica do coração na população do idoso do CMF nº 8 da área de saúde de Manacas, que atualmente representam um grave problema de saúde então faz necessário recolher informação sobre eles e elevar o estado do conhecimento da sua prevenção e gestão para melhorar o estado de saúde desta população. O estudo que ELE fará ser através de questionários anônimos e Informação a coleta será apenas empregado com fins investigativos, por isso declaro estar informado do objetivo, bem como ter recebido uma explicação sobre a utilidade da pesquisa. Fui informado que se eu não cooperar com o estudo, isso não representará problemas para mim e para a atenção do pessoal de saúde .

E para que o acima exposto fique registrado, este documento é assinado em Manacas para o dias, do mês de 20

CI:

Assinatura

Exibir 2

Entrevista

1- *Você Fumaça qualquer costumava fumar?*
2- *Que Tempo era fumando?*
3- *Que número de cigarros fumaça qualquer ELE costumava fumar diário?*
4- *Em dele lar qualquer fumaça de trabalho ?*
5- *Você presentes infecções frequentes respiratório baixo?*
6- *Quantos vezes para o ano?*

Exibir 3

Guia de revisão de registros médicos

-Idade ao ficar doente.
-Fundo patológico pessoal de hipertensão arterial, de diabetes mellitus, de dislipidemia
-Fundo patológico parentes de primeiro linha.
-Índice de massa corporalmente

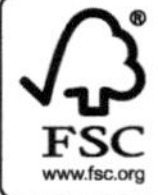

MIX
Papier aus verantwortungsvollen Quellen
Paper from responsible sources
FSC® C105338

Printed by Books on Demand GmbH, Norderstedt / Germany